U0851327

# 走近精子库

## 男性生育力保存100例

主　编　李福平

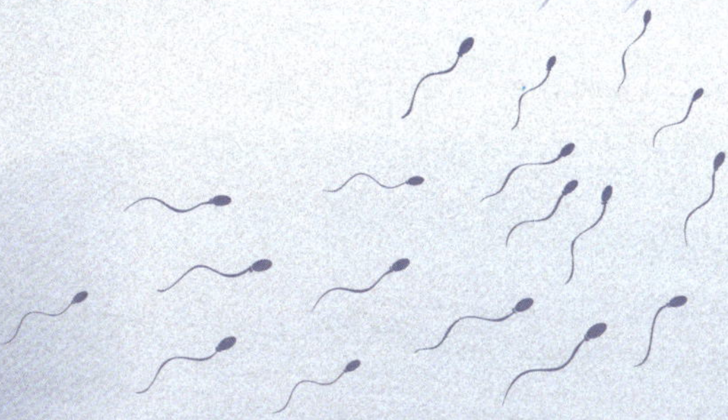

中華醫學電子音像出版社
CHINESE MEDICAL MULTIMEDIA PRESS
北　京

版权所有　　侵权必究

图书在版编目（CIP）数据

走近精子库：男性生育力保存 100 例 / 李福平主编 . 北京：中华医学电子音像出版社，2025. 7
ISBN 978-7-83005-182-2

Ⅰ. R698

中国国家版本馆 CIP 数据核字第 2025CG1740 号

网址：www.cma-cmc.com.cn（出版物查询、网上书店）

走近精子库——男性生育力保存 100 例
ZOUJIN JINGZIKU——NANXING SHENGYULI BAOCUN 100 LI

**主　　编**：李福平
**责任编辑**：李雪丽
**责任印刷**：李振坤
**出版发行**：中华医学电子音像出版社
**通信地址**：北京市西城区东河沿街 69 号中华医学会 610 室
**邮　　编**：100052
**E-Mail**：cma-cmc@cma.org.cn
**购书热线**：010-51322635
**经　　销**：新华书店
**印　　刷**：廊坊市佳艺印务有限公司
**开　　本**：889mm × 1194mm　1/32
**印　　张**：8.5
**字　　数**：209 千字
**版　　次**：2025 年 7 月第 1 版　2025 年 7 月第 1 次印刷
**定　　价**：88.00 元

购买本社图书，凡有缺、倒、脱页者，本社负责调换

# 编委会


**顾　　问**　徐克惠　岳焕勋

**主　　编**　李福平

**副 主 编**　蒋　敏　蒋小辉　李定明

**编　　委**（按姓氏汉语拼音排序）

白恒舟　胡宇航　蒋　敏　蒋小辉
李定明　李福平　刘　博　刘　源
刘　晓　柳莎莎　罗　晨　罗小红
罗雪峰　申玲玲　田　昆　王　利
伍琴琴　鲜　泱　肖　萧　徐金艳
徐克惠　岳焕勋　岳俊涛　赵贵成
郑锴月　郑　义　朱小芳

**编写秘书**　肖　萧

# 内容简介

2024年10月28日，国务院办公厅发布了《关于加快完善生育支持政策体系推动建设生育友好型社会的若干措施》，要求社会各界配合建设生育友好型社会。生育本是镌刻在人类基因中的原始密码，但在现实生活中，有人却因为种种原因遭遇生育困境。

本书聚焦人类精子库这一特殊医疗机构，捕捉来往人群中那些勇于对抗生育困境的身影散发出的人性光辉，记录他们的故事。通过叙事医学的形式，巧妙地弥补了循证医学在人文关怀层面的不足，消除了医学技术带来的疏离感，将文字的焦点放在每一个鲜活的个体身上，让每个故事和主人公得以被了解、被理解。

100个案例，100段人生，构成了这部沉甸甸的生育叙事集，它跨越生殖医学技术的范畴，将每一个个体的心路历程融入其中——那些绝境与重生、失落与信心、焦虑与振奋、挣扎与不屈、悲伤与欢笑往复出现的印迹皆被一一记录。例如，无精子症、少弱精子症患者在生育绝境中突围，肿瘤患者在与疾病抗争的同时展现生命韧性。透过这些真实的案例，人们可以了解当男性生育风险降临时，希望究竟在何处。当真正读懂这些故事，人们终将理解：生育力保存不是对生命自然进程的僭越，而是科技文明赋予人类对抗命运无常的慈悲。

# 序一：重塑生命的叙事

生育是镌刻在人类基因中的原始密码，这一看似亘古不变的自然定律，却在现代文明与疾病侵袭的交锋中，化作部分人捧在掌心中极易破碎的琉璃。《走近精子库——男性生育力保存100例》一书呈现了100例跌宕起伏的真实生命叙事，讲述了生育希望从破碎到重拾的动人历程。这些故事如夜空中划过的星光、荒漠中隐现的绿洲，为医学界与社会公众架起了一座理解男性生育困境的桥梁。

当化疗药物如魔咒般令生精细胞陷入凋零，当克兰费尔特综合征患者的染色体图谱“涂鸦”了生育之路，当逆行射精症让亿万精子“误入歧途”……这些曾被医学教科书简化为冰冷术语的困境，在本书中化作有血有泪的生命篇章。康巴汉子跨越雪域高原求医问药的脚印，低促性腺激素性性腺功能减退症患者从青春期的黯淡到重展阳刚的蜕变……单精子冷冻技术托起的那看似渺不可及的奢望，都在诉说着现代生殖医学如何以科技之力重续生命的“源泉”，也向世人展现了每一位参与其中的从业人员付出的悉心关怀与不懈努力。书中每个案例都如同精密的棱镜，折射出遗传学、肿瘤学、内分泌学与生殖医学交织的璀璨光谱。每一个故事都犹如荒漠中萌发的春芽，让生命的延续和家庭的希望在这翠绿中焕发生机！这部沉甸甸的案例集，本质上亦是一部关于生命韧性的启示录。

在公共卫生层面，本书的价值已超越技术传播普及的范畴。

它为医学专业人员打开了一扇窗，让他们得以更深入地了解男性生育力保存的多元实践，促进多学科携手合作，为患者编织起更严密的守护之网。当血液科医师意识到骨髓移植前的生育力保存咨询应成为诊疗常规，当肿瘤科医师开始将生育毁损与恢复纳入放化疗方案的考量范畴，当泌尿外科为生殖系统肿瘤患者建立取精冻存的绿色通道——这些跨学科的觉醒，正是本书期待引发的医疗范式变革。而社会公众透过这些案例，可以了解当男性生育风险来临时，应该如何做。

在此，我要感谢四川省人类精子库和四川大学华西第二医院生殖男科的同道们，在繁忙的技术工作之余，他们悉心记录下这些点点滴滴，并汇集成册，彰显了对每一位渴望成为父母之人的尊重与守护。愿这本书能散发出对生命的敬畏之光，照亮生育困境中的迷途者；愿这座爱心桥梁连接起患者、医者与社会，承载起实现生命繁衍的美好梦想。

岳焕勋

二〇二五年四月十五日

于成都华西坝

# 序二：推开精子库的大门

作为一名从事生殖内分泌工作的临床医生，我很荣幸受邀为《走近精子库——男性生育力保存100例》一书撰写序言。在与主编团队深入交流后，我深刻感受到这本书的问世绝非偶然，而是凝聚了众多临床工作者的智慧与心血。这支团队在男性生育力保存领域深耕多年，既具备丰富的临床经验，又拥有扎实的科研背景，使得本书在科学性、实用性与人文关怀之间实现了精妙平衡。

尤为难得的是，这本书以叙事医学为理论基础，不仅聚焦技术本身，还深入探讨了技术背后的患者故事与伦理挑战。在编写过程中，主编团队多次组织跨学科讨论，确保所有内容既符合医学规范，又兼顾大众读者的理解需求，这种严谨的态度令医学同仁深受触动与启发。

我曾参与本书部分章节的审阅，对部分生育力保存案例印象深刻。主编团队并未简单罗列成功案例，而是精心挑选了具有无精子症诊疗典型性和生育力受损代表性的临床故事，尤其聚焦肿瘤患者、高风险职业人群及遗传病家庭案例等。这些人群往往面临生育力骤失的风险，而精子冷冻技术恰为他们未来的生育提供了保障。近年来，恶性肿瘤年轻化趋势加剧，而化疗、放疗等治疗手段往往会对男性生育能力造成不可逆的损害，亟待重视。本书直面这一问题，并通过真实案例呼吁：育龄期肿瘤患者在治疗前充分了解生育力保存具有必要性。例如，书中详细记录了一位年轻白血病患者在化疗前紧急冻存精子，并在康复后借助冷冻精子成功生育的故事。这一视角极具现实意义，鼓励人们在困境中仍能怀抱希望，拥有追求未来生活质量的勇气。毕竟，对于年轻患者而言，战胜疾病只是第一步，如何在康复后重建正常生活，包括组建家庭、生育子女，同样是不可忽视的诉求。此外，本书还探讨了现代社会中的其他生育力威胁，如环境污染、职业暴露（辐射、高温作业等）、不良生活习惯等。这些因素对生育能力的影响可能不会立即显现，但长期累积的损害不容小觑。通过科学分析结合案例呈现，本书让读者意识到：男性生育力保存并非少数人的需求，而是每个人都应了解的“生育力保险”。

这是一部兼具科学与温度的作品。在医学技术日新月异的今天，我们常常追问“能否做到”，却鲜少思考“为何而做”。而本书的独特之处在于，它不仅告诉读者“精子冷冻如何操作”，更通过真实故事引导读者思考“为何这样做”。我相信，无论是医学从业者、面临生育困境的夫妇，还是对社会议题感兴趣的普通读者，都能从这 100 例饱含生命重量的案例中获益。它为社会大众推开一扇大门，去了解精子冷冻技术，走近处于生育困境中的人们，理解生命的尊严与选择，也让社会在科技进步中更加尊重每个个体的生育权利与未来可能。

徐克惠

二〇二五年五月六日

于四川大学华西第二医院

# 前　言

在生殖医学快速发展的今天，男性生育力保存技术已经帮助无数家庭打破生育困境，带来新生的希望。然而，当我们谈论精子冷冻、辅助生殖时，往往只关注冰冷的液氮罐和复杂的实验室数据，却忽略了技术背后一个个鲜活的生命故事。这正是我们创作本书的初衷——不仅要普及循证医学的科学知识，更要以叙事医学（narrative medicine）的视角让社会大众真正理解生育力保存的人文价值。

深耕男性生育力保存领域二十余载，我的团队见证了太多令人动容的瞬间：一位无精子症患者在得知睾丸穿刺手术成功找到精子时悄然滑落的泪水，一位年轻肿瘤患者在化疗前紧急冷冻保存精子时焦灼的目光，一位军人在就诊时临时接到紧急任务迅速而坚定离去的背影，一对不育夫妇在经历多次失败后重获希望的相拥……这些真实案例让我们深刻意识到，生育力保存绝不只是冰冷的医疗技术，而是关乎生命延续、家庭完整与个体尊严的重要选择。本书以叙事医学为理论基础，将医学实践与人文叙事相结合，旨在让读者能够透过冰冷的医学数据，真正看到每个患者独特的故事。叙事医学关注疾病背后的个体，强调"倾听与共情"，这与我们希望通过本书传递的理念高度契合——在生育力保存的决策过程中，每个个体都值得被完整地看见和理解。

本书的编写过程并非一帆风顺。在最初的构思阶段，团队成员对内容侧重存在分歧：是重点聚焦精子冷冻相关专业知识的科普，还是以患者案例为主线？是否深入探讨伦理问题？是否呈现那些充满遗憾的故事？如何平衡技术介绍与人文关怀？经过反复讨论，我们意识到，单一视角难以满足不同读者的需求，因此决定将全书分为上下两篇，以兼顾科学性与可读性。上篇系统性介绍男性生育力的基础知识与精子冷冻技术的原理、发展历程、适用人群及最新研究进展等，为读者理解本书奠定知识基础。这一部分力求严谨，但尽量避免应用晦涩难懂的术语，确保普通读者亦能理解。下篇则通过对真实案例的讲述和还原展现技术背后的个体选择与情感体验——有人因肿瘤治疗前冷冻保存精子而重获生育希望，有人因职业高风险提前冷冻保存精子，也有人因家族遗传病早早冷冻保存精子以守护生育能力……书中所有案例都经过严格伦理审核，在保护隐私的前提下，尽可能还原当事人的真实经历。这些真实案例让我们更加坚信，本书的意义不仅在于科普，更在于为面临生育困境的人们照亮前路。

在案例选择上，我们特别关注了肿瘤患者、不育症患者、高风险职业从业者及延迟生育的都市白领等群体。这些案例不仅具备医学典型性，更折射出当代社会面临的普遍生育困境。在整理案例的过程中，我们深切感受到，选择冷冻精子的个体往往背负着巨大的心理压力——可能是对未来的不确定，可能是对技术效果的担忧，也可能是对传统观念的挑战。然而，无论成功与否，他们的选择本身就是一种勇气的体现。我们始终相信，将冰冷的医学知识与温暖的人文叙事相结合，更能让读者感受到生育力保存的价值。

最后，衷心感谢所有为本书提供帮助的医学专家、受访者及团队成员。生育力保存的本质是对生命的珍视，正是你们的专业与真诚才让这本书得以问世。愿读者在阅读这本书时，不仅能学到精子冷冻的相关科学知识，更能从这些真实故事中感受到生命的力量。

如果你读到这里，请随我一起，推开精子库的大门。

李福平

二〇二五年四月

# 目 录

## 第二章 男性不育与精子冷冻

下篇
叙事医学案例

## 第三章 家庭生育保障与精子冷冻

下篇 叙事医学案例

## 第四章 慢性疾病与精子冷冻



## 第五章 特殊职业与精子冷冻

下篇
叙事医学案例

下篇
叙事医学
案例

## 第六章　精子冷冻之特殊案例

# 上篇
# 男性生育力保存概述

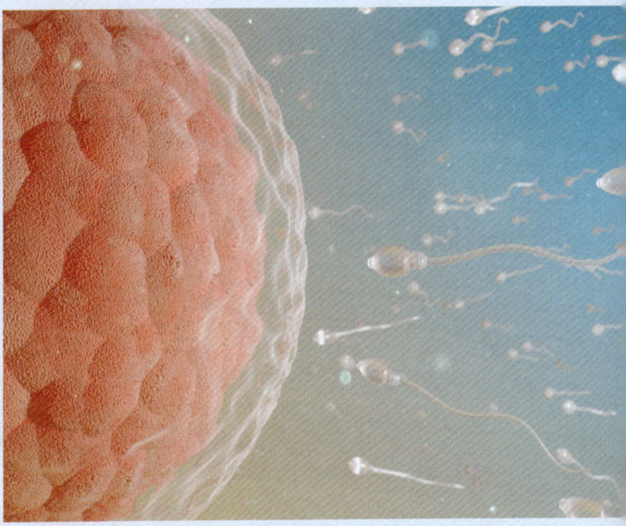

# 第一章
# 男性生育力的“秘密”

## —1—

## 精液质量与哪些因素息息相关?

精液质量是评估男性生育能力的重要指标，精液质量下降可能会导致男性不育。多种因素，包括先天性和后天性，都可能影响精液的质量。

### 先天性因素

先天性因素通常对精液质量具有决定性作用，如基因、染色体及胚胎发育异常等，会直接影响男性性腺的发育，导致青春期启动障碍，影响睾丸内精子的发生、成熟、排出过程等。这些异常都可能在精液质量上有所表现。例如，在男性不育中常见的克兰费尔特综合征，就是由于染色体异常导致睾丸发育不全、生精小管变性等，进而影响精子的发生过程，此病患

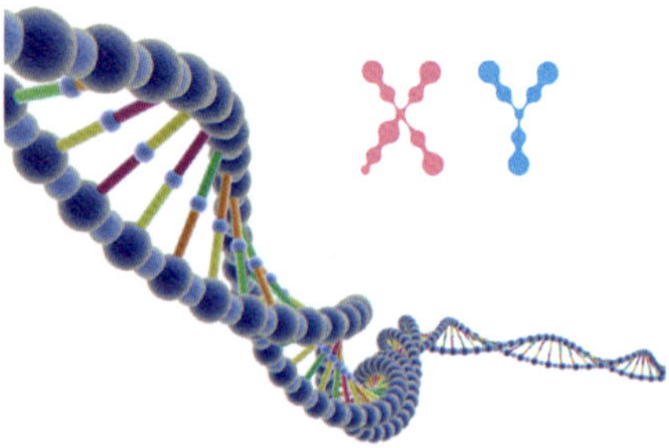

者精液检查时通常表现为无精子症。

## 后天性因素

除先天性因素外，后天性因素也会影响精液质量。

**（1）年龄：**男性在年龄较大时仍然存在生育的可能。但随着年龄增长，男性的整体睾酮水平呈下降趋势，导致精液质量下降，主要表现为精子的数量和活力降低，精液中 DNA 碎片率升高，进而可能对胚胎的形成与发育造成不利影响。

**（2）生活方式**

1）饮食：均衡的饮食对精液质量至关重要。摄入富含抗氧化剂的食物，如水果和蔬菜，有助于提高精液质量。而过量摄入加工食品、糖分及饱和脂肪等，可能对精液质量产生负面影响。

2）运动：适量的体育锻炼有助于改善血液循环，提升激素水平，进而提高精液质量。然而，过度运动则可能导致激素失衡，对精液质量产生不利影响。

3）睡眠：充足的睡眠对维持身体激素平衡和整体健康至关重要。睡眠不足可能影响睾酮水平，从而影响精液质量。

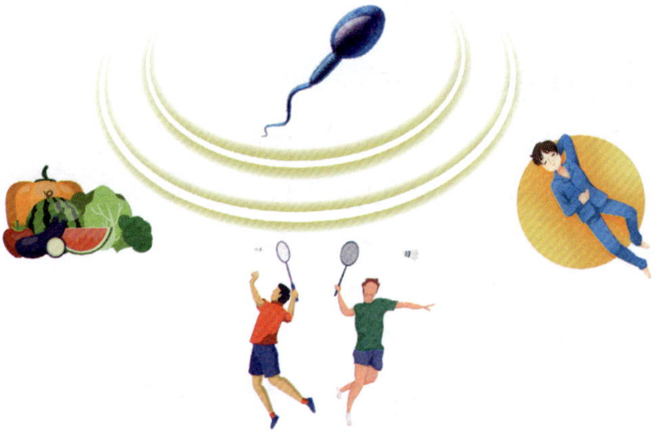

（3）环境因素

1）环境污染物：长期接触重金属、农药和工业化学品等环境污染物会影响睾丸的生精功能，进而影响生育能力。

2）环境温度：精子发生最适宜的温度是稍低于体温，因此，如果睾丸长时间暴露于高温环境（如热水浴、桑拿室等），可能会对精子的数量和活力产生不利影响。

（4）身心状态：心理或情绪因素对精液质量也有一定的影响，长期处于压力状态下会影响体内激素的平衡，从而影响睾丸的生精功能。此外，慢性疾病，如高血压、糖尿病、生殖系统慢性感染等，同样会影响精液质量。

综上所述，男性精液质量受到先天、后天等多方面因素的影响。通过改善部分后天性因素，如调整饮食习惯、适量运动、保证充足睡眠等，可以有效提高精液质量，从而增强男性的生育能力。

## 2

## 男性不育的原因有哪些？

男性不育是指在有规律性生活而未采用任何避孕措施的情况下，经过 1 年以上的尝试，由男方因素造成女方未能成功受孕的疾病。导致男性不育的原因多种多样，涉及从精子生成、运输到与卵子结合的全过程。

### 遗传因素

一些基因或染色体疾病会导致睾丸发育不良或精子生成障碍，甚至睾丸不发育而完全无法产生精子，造成男性不育。

## 生殖器官异常

由先天性或后天性因素引起的生殖器官异常会影响精子的生成或性生活的正常进行，从而导致不育。例如，隐睾症患者因睾丸未降入阴囊，腹腔内过高的温度影响了精子的生成。而阴茎畸形患者因无法完成性生活，精子与卵细胞无法结合而无法令女方成功受孕。

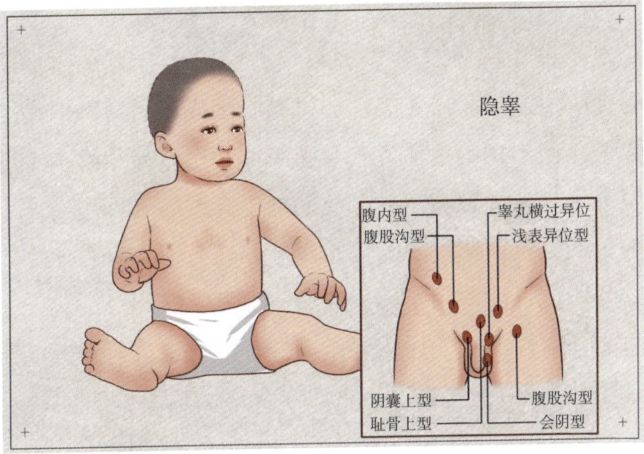


## 精子生成异常

睾丸是产生精子的场所，任何影响睾丸功能的因素均可能导致精子数量减少或质量下降，进而导致生育困难。机体激素水平的变化会影响睾丸的生精功能。此外，睾丸及其附属性腺的感染也会影响精子的生成。

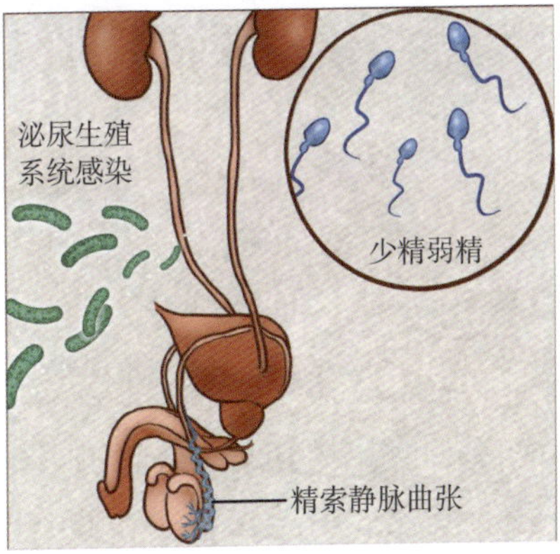

### 精子输送障碍

精子生成后，需要经过输精管道在性活动时运输至女性生殖道，从而与卵子结合。如果在这一运输过程中发生问题，如感染、炎症导致输精管阻塞，或者逆行射精、不射精等，精子与卵子无法结合，则男方无法使女方受孕。

### 生活方式及环境因素

一些不良生活方式会显著影响男性的生育力，如吸烟、酗酒、心理压力过大。研究表明，过量吸烟或饮酒会降低精子的质量和数量。而不良的生活方式会引起体脂率过高、超重，导致体内激素失衡，从而影响生育。长期处于高度的心理压力之下，也会对生育产生负面影响。长期暴露于存在有毒、有害化学物质或辐射的环境也可能对精子的生成造成不良影响。

总之，男性不育的原因复杂多样，因此，进行专业的医学评估及干预尤为重要。

— 3 —

## 如何准确评估男性生育力?

对男性生育力进行准确评估是明确诊断及制定后续治疗方案的关键，旨在确定是否存在影响生育能力的潜在问题。它通常融合多项检查结果，以全面了解男性的生殖健康状况。

准确评估男性生育力，首先，需要了解患者的现病史，医生会详细询问以下内容。①家族史：家族中是否存在男性不育的先例。②健康状况：患者既往疾病史、手术史、长期用药情况，以及生活方式（如吸烟、饮酒、成瘾性药物滥用等）。③性生活史：患者的性行为频率，是否存在性心理障碍、性功能障碍、冶游史等。

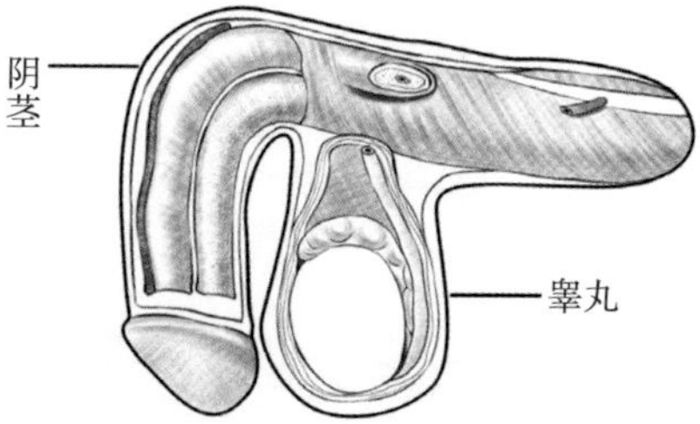


其次，体格检查也是生育力评估的重要方式。医生通常会对患者进行全面的身体检查，还会重点关注第二性征和生殖器的发育情况，前者主要包括患者的身材、肌肉、喉结、声调、胡须等体征；后者主要包括患者的阴茎、阴囊的形态，睾丸的大小（通常＞12ml）和质地等。这对全面了解患者、综合评估其生育力至关重要。

随后，还需要对患者进行相应的实验室检查及影像学检查。①精液分析：这是评估男性生育力最为重要的内容，因此，患者必须按照标准的精液留取流程进行取精操作以确保结果的准确性。其关键指标包括精液量、理化性质，以及精子数量、活力、形态等。②激素水平检测：性激素对精子生成及维持男性性功能至关重要。全面的内分泌激素水平检测有助于了解患者内分泌系统的健康状况，主要涉及睾酮、促卵泡激素、促黄体素、催乳素等激素水平的检测，必要时还需对甲状腺素、肾上腺激素进行检测。③影像学检查：超声、造影等影像学检查有助于了解患者的睾丸、附睾及附属性腺是否存在结构异常，如梗阻、缺如、畸形等。④基因检测：针对特定情况，如某种特定畸形的精子形态或输精管缺如等，基因检测有助于排除遗传因素导致的生育问题。

综上所述，男性生育力评估是一个全面、系统的过程，旨在找到影响生育力的潜在因素。通过生育力评估，医生能够更准确地了解患者的生育力状况，并针对性地制定相应的改善或治疗方案。但需要注意的是，虽然精液分析报告是评估男性生育力的核心内容，但仅单纯关注精液分析报告中各项指标的提升与否是片面的。患者应充分认识到生育力评估是一项全面综合的检测，应咨询专业医生。

## —4—

## 如何治疗男性不育?

在全球范围内，男性不育问题日益受到广泛关注。对于男性不育，查明病因并采取针对性的治疗手段尤为重要。

### 改善生活方式

针对由不良生活习惯导致的男性不育，可以通过调整生活方式来治疗。研究表明，过量吸烟和饮酒会影响精子质量，因此，戒烟和限制饮酒是调整生活方式的重要内容。同时，控制饮食、适量运动、保持健康体重有助于调节体内激素平衡，改善男性的生育能力。此外，长期的心理压力和处于高温环境均会对精子质量造成不利影响，因此，适当的心理调适、避免长期处于高温环境对睾丸生精功能有一定的改善作用。

### 药物治疗

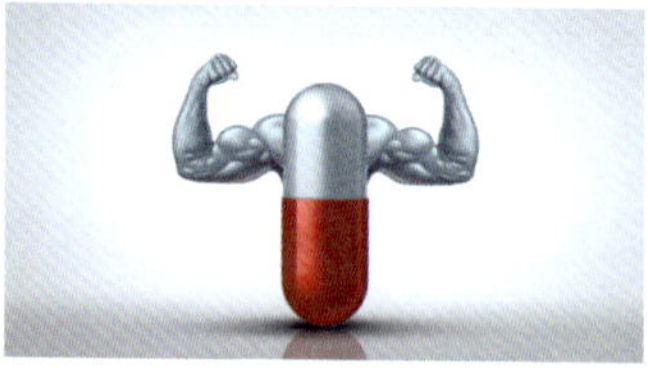

针对由内分泌异常、感染或氧化应激等导致的生精功能障碍，适当的药物治疗可以取得显著疗效。例如，对于下丘脑－垂体－

性腺轴紊乱的患者，采用睾酮替代疗法、促卵泡激素和促黄体素等激素药物有助于调节激素水平，促进睾丸生精。对于由睾丸炎、附睾炎导致的生精障碍，使用抗生素彻底控制感染后，患者的生育能力往往能得到改善。对于由过度氧化应激导致的少精、弱精、畸形精子或精子 DNA 碎片率过高，使用抗氧化剂（如维生素 C、维生素 E 和锌）可提高精子质量，进而有效治疗不育。

## 外科手术

对于由精索静脉曲张、输精管道梗阻导致不育的患者，外科手术是有效的治疗方式。对于特发性无精子症患者，可以采用显微镜下睾丸切开取精术直接从睾丸中寻找精子，为患者解决生育问题。

## 辅助生殖技术

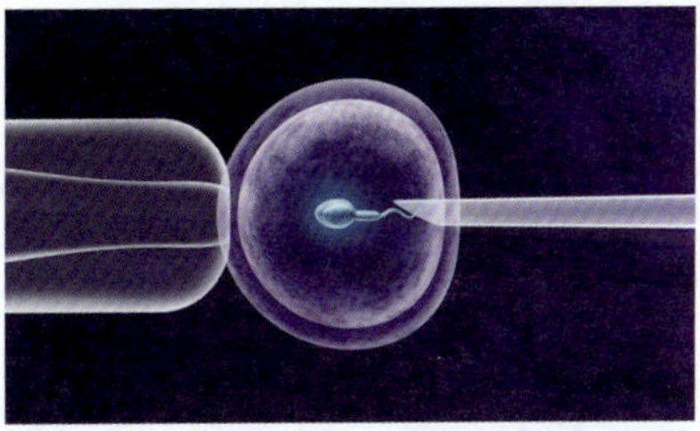

辅助生殖技术为不育患者提供了新的生育机会。通过各种方式取得一定量的精子后，可采用人工授精、显微镜下卵胞质内单精子注射+胚胎移植等辅助生殖方式帮助患者实现生育。

总之，针对男性不育，应根据患者的个体差异及不育原因进行综合考量，进而制定合理的治疗方案。无论采用何种治疗方式，全面的评估都是治疗男性不育的前提。

# 第二章 男性生育力保存及冷冻技术概述

## 5

### 男性生育力保存的定义及适应证

男性生育力保存是指通过冻存男性的精子、精原干细胞、睾丸组织，以期预防未来生育风险，并借助人类辅助生殖技术，最终达到生育目的的技术和方法。对于精液中没有精子的男性患者，可以通过附睾或睾丸取精术，获得附睾精子或睾丸精子，进行冷冻保存[1]；对于有生育力保存需求的青春期前的儿童或未开始精子发生过程的青春期少年，可通过手术获得未成熟的睾丸组织，进行冷冻保存，值得注意的是，目前未成熟睾丸组织冷冻处于实验阶段，其生育力保存的临床应用价值需进一步证实及评估[2]。

男性生育力保存不仅适用于有计划进行辅助生殖的患者，或者有不育风险的患者，如肿瘤患者，也适用于任何有生育力保存需求的男性[3]。

男性生育力保存的适应证及人群主要包括以下几类。

## 肿瘤患者

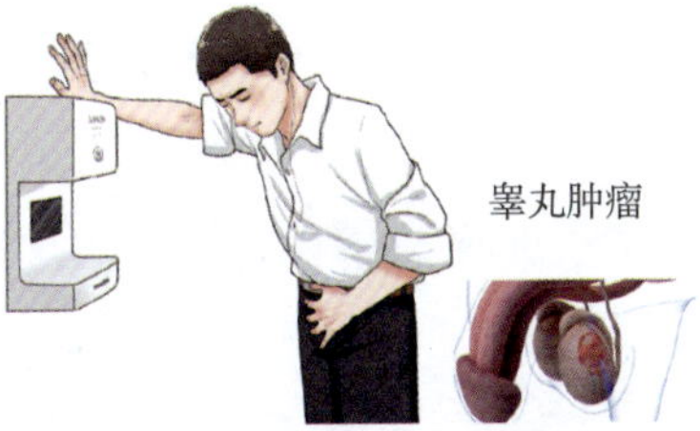


对于肿瘤患者而言，疾病本身会对男性的精子质量产生直接影响[4]，如睾丸肿瘤，它可能进展并侵袭至正常的睾丸组织，继而对局部微环境进行破坏，对睾丸在性腺轴中的功能产生影响，从而导致生精功能下降[5]。除疾病本身外，肿瘤的放疗、化疗方案可能具有性腺毒性，导致精子质量异常，出现严重少精子症，甚至无精子症[6]。肿瘤患者的手术治疗方案也可能导致男性生育力受损[7]，如双侧睾丸肿瘤患者，需进行双侧睾丸切除，会永久丧失产生精子的能力。

基于肿瘤疾病及其治疗方案对男性生育力的影响，强烈推荐有生育需求的男性肿瘤患者在治疗前到人类精子库进行生育力保存。

## 辅助生殖周期前有备份需求者

因夫妻两地分居或其他情况，在进行辅助生殖助孕当天，男方无法前往辅助生殖机构进行现场取精；另外，部分男性在辅助生殖助孕当天可能存在紧张或其他不适等，导致取精困难，无法成功取出精液。对于这些人，推荐他们在辅助生殖周期前进行精子冷冻保存，以备后续使用。

某些特殊患者需采用辅助取精方法采集精子，例如，脊髓损伤患者需采用电刺激，由心理因素、对医院取精室不适应或年龄因素致性功能减退等造成在取卵日当天可能发生取精困难的患者可能需使用自助取精仪取精，逆行射精患者需回收尿液中的精子[8]，故均建议他们在辅助生殖周期前进行精子冻存。

## 精子质量异常患者

对于精子质量异常患者，特别是严重少弱精子症、隐匿精子症患者，可能在辅助生殖周期当天取出的精液中无法获得足够可用的精子，因此，患者可以在辅助生殖周期前多次前往精子库进行精子冻存，累积足够的可用精子[8]，以满足辅助生殖周期的需要。

## 手术取精患者

对于无精子症患者，通过经皮睾丸精子抽吸术（testicular sperm aspiration，TESA）、睾丸取精术（testicular sperm extraction，TESE）及显微睾丸取精术（microdissection testicular sperm extraction，mTESE）有机会找到少量精子。无精子症分为梗阻性无精子症及非梗阻性无精子症。梗阻性无精子症患者的睾丸生精功能基本正常，通过手术取精获得精子的概率几乎为 100%；而非梗阻性无精子症患者的睾丸生精功能存在不同程度的损伤，通过手术获得精子的概率为 20% ～ 60%[9]。

患者在进行诊断学睾丸穿刺或通过 mTESE 获得的睾丸 / 附睾精子均建议进行冷冻，避免患者在后续辅助生殖周期中反复进行穿刺可能对睾丸功能造成损伤，同时可减轻患者的身体及心理负担。

## 其他有生育力保存需求的男性

男性的生育力随着年龄增长会出现下降趋势[10]。对于目前尚未有生育计划但担心生育力随着年龄增长下降、拟行绝育手术、长期暴露于影响生育力环境（存在有毒、有害化学物质，辐射或高温）的男性，均可前往精子库咨询生育力保存相关事宜。

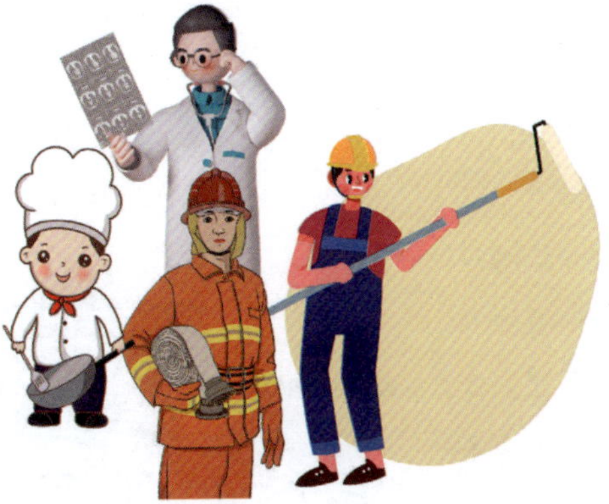

## 6

## "精子冷冻"的发展史

人类精子冷冻的历史最早可以追溯至1776年，意大利牧师Lazaro Spallanzani首次尝试在雪地里冷冻狗的精子，至今已有200余年[11]。此后，科学家多次对精子冷冻方法进行改进。其中，具有里程碑意义的重大突破发生在1866年，Paolo Montegazza成功将精子冻存在−15℃，首次提出冷冻精子可用于人类生育保存，被视为精子库概念的雏形，并建议为前线作战的士兵存储精子，以确保士兵不幸身亡后其冷冻的精子仍能助力妻子怀孕[11]。1949年，Christopher Polge团队发现甘油对禽类精子低温冷冻保存具有重要作用。此后，陆续有科学家对此方法进行改进，其中Jerome K. Sherman使用10%甘油作为精子冷冻保护剂，使用液氮蒸汽进行精子冷冻，冷冻复苏率超过70%[12]，得到了业界普遍认可。此后，人类精子冷冻技术进入快速发展阶段，人类精子库也应运而生。

人类精子库的核心业务之一是为有需求的男性提供生育力保存服务。自 1964 年，美国建立了全球第一家人类精子库后[13]，世界各国陆续建立人类精子库，精子冷冻技术在临床上得到广泛应用。

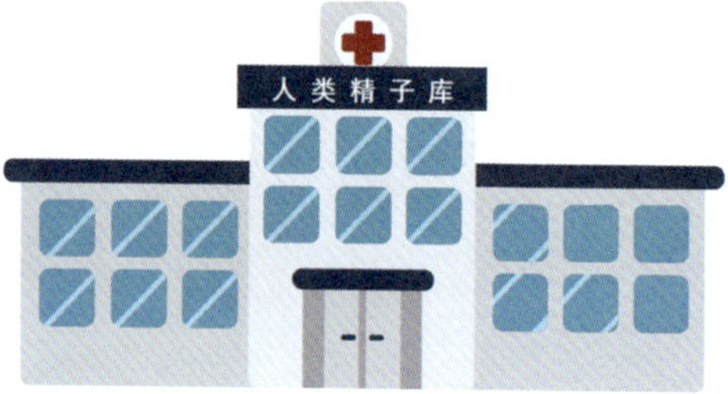


1981 年，中国大陆第一家人类精子库于湖南长沙成立，此后各省份陆续建立精子库。截至 2024 年 6 月 30 日，中国大陆地区经国家相关部门批准设置的人类精子库已达 29 家[14]。除西藏自治区、青海省、宁夏回族自治区、黑龙江省及天津市外，中国大陆其余 26 个省级行政区均设有人类精子库，为各地区有生育力保存需求的男性提供了极大的便利。

与此同时，辅助生殖技术的迅速发展及应用进一步推动了精子冷冻技术的临床使用。1978 年，全球第 1 例通过辅助生殖技术孕育的试管婴儿于英国出生[15]。1988 年，中国大陆首例试管婴儿于北京出生[16]。此后，辅助生殖技术在中国大陆快速发展。据报道，2016 年中国辅助生殖周期数已超 100 万[17]，帮助数以万计的不孕不育夫妇生育了自己的血亲后代。

## 7

## 精子冷冻保存的原理

精子冷冻保存是以液氮为冷源，将精液中的精子、回收逆行射精患者尿液中的精子、通过手术取精方式获得的附睾液中或睾丸组织内的精子等经过特殊处理，加入冷冻保护剂后，再经过特定的冷冻程序，保存在液氮这一超低温（−19℃）环境中，以达到长期保存的目的，又称“超低温保存”。在超低温下，精子的代谢活动几乎停止，使其在静止状态下得以保存，一旦环境温度回升，精子又能复苏而保持受精能力。目前，精子冷冻技术已广泛应用于辅助生殖技术领域及人类精子库。

精子冷冻保存主要分为快速冷冻和慢速冷冻两种方式。在冷冻过程中，低温处理会使精子结构受到一定程度的不可逆的伤害，即低温损伤。低温损伤的主要原因是低温下水相变化导致冰晶形成：快速冷冻时，细胞内水分运动受到损害，导致细胞内冰晶的形成；而慢速冷冻时，细胞内的水分向细胞外环境外排，导致细胞外冰晶形成和细胞内渗透压升高，继而导致冷冻损伤[18]。

为减少对精子的损伤，在冷冻精子时加入冷冻保护剂是有效措施。冷冻保护剂主要分为渗透性冷冻保护剂和非渗透性冷冻保护剂。渗透性冷冻保护剂，如二甲基亚砜、乙二醇、丙二醇和甘油等，可通过细胞膜置换细胞中的水分，减少细胞内冰晶的形成。非渗透性冷冻保护剂，如蔗糖、海藻糖、白蛋白等，不能通过细胞膜，但可以优先与溶液中的水分子结合，从而降低溶液中自由水的含量，降低冰点，减少冰晶的形成[19-20]。总之，冷冻保护剂的作用是减少精子冷冻过程中冰晶的形成，继而起到保护细胞的作用，使精子冷冻复苏后依然保存足够的活力。目前，进行生育力保存的男性的精子冷冻复苏率为 40% ～ 60%[21]。

# -8-

## 冷冻技术概述

根据精子的来源，精子冷冻技术可分为精液精子冷冻和睾丸精子冷冻两大类。

### 精液精子冷冻

精液精子冷冻的标本来源于手淫取精。根据患者的精子质量又分为常规精子冷冻、稀少精子冷冻及单精子冷冻。

（1）**常规精子冷冻**：主要针对精子浓度≥ $5 \times 10^6$/ml、精子前向运动（progressive motility of sperm，PR）≥ 30% 者（基于笔者团队的临床经验）。该技术是将精液与冷冻保护剂按照比例混匀后，采用程序降温仪冷冻程序或手工冷冻程序后，转移至液氮罐内保存。

（2）**稀少精子冷冻**：主要针对精子浓度< $5 \times 10^6$/ml 或 PR < 5% 者（基于笔者团队的临床经验）。该技术是将精子进行优化处理，收集更多的活动精子后，采用小体积载体，对精子进行熏蒸冷冻，使标本在复苏后获得较多的活动精子，用于辅助生殖。除精子浓度活力较差者可采用稀少精子冷冻外，死精子症患者，如精子存活率< 54%，可经优化处理，去除死精子后进行稀少精子冷冻；白细胞精液症患者，精液中白细胞> $1 \times 10^6$/ml，可经优化处理，去除白细胞后进行稀少精子冷冻。文献报道的稀少精子冷冻体积为 10 ～ 200μl，复苏率为 40% ～ 70%[22-24]，多采用麦管冷冻，冷冻技术成熟，冷冻复苏效果良好。

（3）**单精子冷冻**：针对精子量极少（仅数十条，甚至十余条或几条）者。单精子冷冻是通过显微操作仪选择形态好的活动精子，逐条抓取并放置在冷冻载体上，经过冷冻程序放入 −196℃液氮进行冷冻保存的技术。其适应证包括严重少弱畸形精子症、隐匿精子症、逆行射精、无精子症等患者通过经皮睾丸穿刺和 mTESE 等获得的精子。这一技术可以避免再次手术取精的痛苦及创伤，避免由取精失败导致辅助助孕周期取消。单精子冷冻的优势在于可增加精子数量极少患者冷冻成功的可能性，同时可冷冻多管，以为患者提供更多的机会。目前，文献报道的单精子回收率约为 92%，单精子复苏后的存活率均值约为 76%，使用单精子平均受精率约为 63%，使用单精子平均临床妊娠率约为 57%，使用单精子平均流产率约为 12%，使用单精子平均出生率约为 40%[25]，可见单精子冷冻能取得较好的冷冻复苏及使用效果。

## 睾丸精子冷冻

睾丸精子冷冻的标本来源于手术取精，手术方式包含经皮睾丸穿刺取精及 mTESE。根据查见的睾丸精子数量，选取相应的冷冻方式，包括睾丸精子悬液冷冻和睾丸精子单精子冷冻。目前睾丸精子冷冻方案成熟，既往研究[26]报道了使用冷冻睾丸精子的辅助生殖结局，其平均受精率为 57%，平均优质胚胎率为 69.6%，平均临床妊娠率为 28.2%，平均活产率为 20.5%，可见使用冷冻睾丸精子可获得良好的辅助生殖结局。

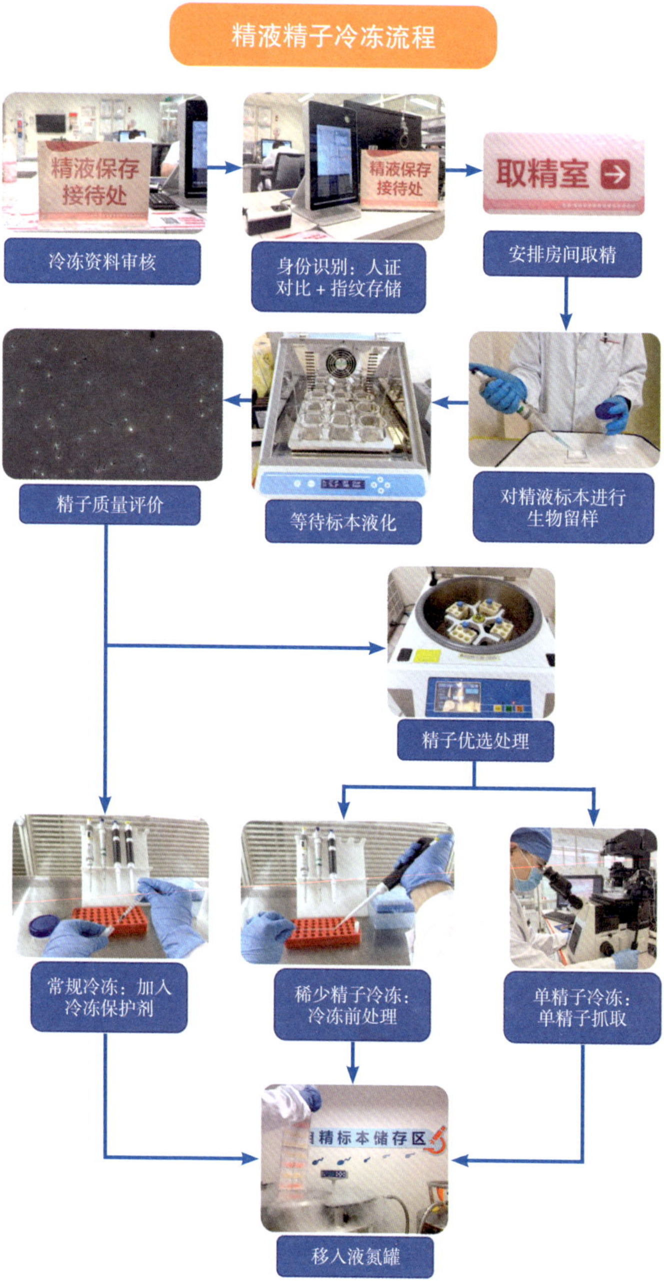
精液精子冷冻流程
精液保存接待处
冷冻资料审核
精液保存接待处
身份识别：人证对比 + 指纹存储
取精室
安排房间取精
对精液标本进行生物留样
等待标本液化
精子质量评价
精子优选处理
常规冷冻：加入冷冻保护剂
稀少精子冷冻：冷冻前处理
单精子冷冻：单精子抓取
精标本储存区
移入液氮罐

## 睾丸精子冷冻流程

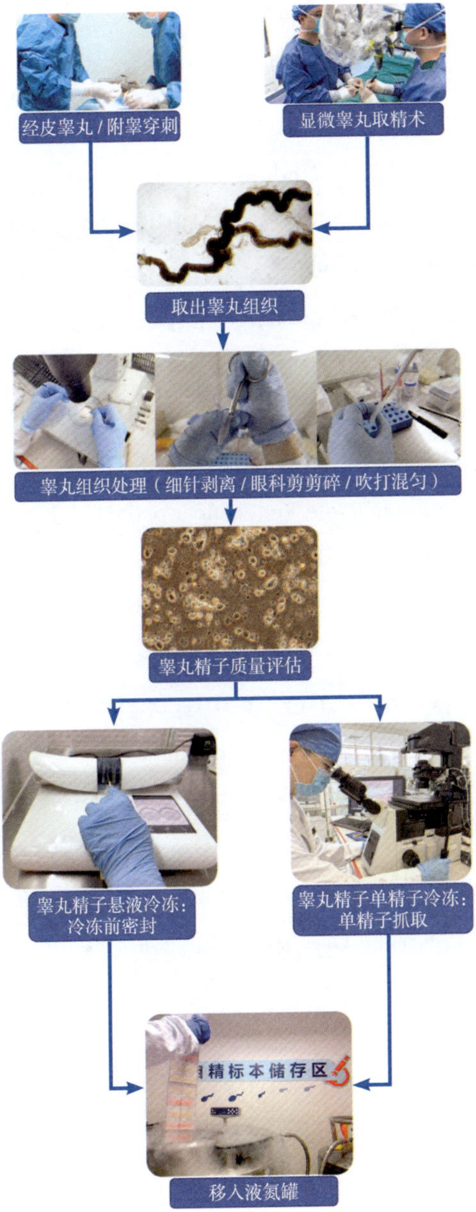
经皮睾丸/附睾穿刺
显微睾丸取精术
取出睾丸组织
睾丸组织处理（细针剥离/眼科剪剪碎/吹打混匀）
睾丸精子质量评估
睾丸精子悬液冷冻：
冷冻前密封
睾丸精子单精子冷冻：
单精子抓取
精标本储存区
移入液氮罐

## 参考文献：

［1］梁晓燕，李晶洁．生育力保存中国专家共识［J］．生殖医学杂志，2021，30(9)：1129-1134.

［2］MARTINEZ F. Update on fertility preservation from the Barcelona International Society for Fertility Preservation-ESHRE-ASRM 2015 expert meeting：indications，results and future perspectives［J］. Hum Reprod，2017，32(9)：1802-1811.

［3］QIAO J，LI R. Fertility preservation：challenges and opportunities［J］. Lancet，2014，384(9950)：1246-1247.

［4］BAHADUR G，LING K L，HART R，et al. Semen quality and cryopreservation in adolescent cancer patients［J］. Hum Reprod，2002，17(12)：3157-3161.

［5］李定明，蒋敏．睾丸肿瘤患者的生育力保存［J］．实用医院临床杂志，2018，15(4)：257-259.

［6］OKTAY K，HARVEY B E，PARTRIDGE A H，et al. Fertility preservation in patients with cancer：ASCO clinical practice guideline update［J］. J Clin Oncol. 2018，36(19)：1994-2001.

［7］JONES O M，STEVENSON A R，STITZ R W，et al. Preservation of sexual and bladder function after laparoscopic rectal surgery［J］. Colorectal Dis，2009，11(5)：489-495.

［8］张洲，杨杰，孙莹璞，等．自身精子冷冻保存的中国专家共识［J］．生殖医学杂志，2023，32(3)：316-322.

［9］NGUYEN CAO T，NGUYEN HOAI B，DINH HUU V，et al. Association of testicular histopathology with sperm retrieval success rates in men with idiopathic non-obstructive azoospermia［J］. Aging

Male, 2025, 28(1): 2436850.

[10] MARTINEZ F, INTERNATIONAL SOCIETY FOR FERTILITY PRESERVATION–ESHRE–ASRM EXPERT WORKING GROUP. Update on fertility preservation from the Barcelona International Society for Fertility Preservation–ESHRE–ASRM 2015 expert meeting: indications, results and future perspectives [J]. Fertil Steril, 2017, 108(3): 407–415.e11.

[11] ROYERE D, BARTHELEMY C, HAMAMAH S, et al. Cryopreservation of spermatozoa: a 1996 review [J]. Hum Reprod Update, 1996, 2(6): 553–559.

[12] SHERMAN J K, BUNGE R G. Observations on preservation of human spermatozoa at low temperatures [J]. Proc Soc Exp Biol Med, 1953, 82(4): 686–688.

[13] SHERMAN J K. Synopsis of the use of frozen human semen since 1964: state of the art of human semen banking [J]. Fertil Steril, 1973, 24(5): 397–412.

[14] 国家卫生健康委员会. 人类辅助生殖技术应用规划 [EB/OL]. (2024–04) [2024–06–10]. http://www.nhc.gov.cn/fys/s3582/202404/6b619a6193324b5ba69c0e5bd7189289.shtml.

[15] STEPTOE P C, EDWARDS R G. Birth after the reimplantation of a human embryo [J]. Lancet, 1978, 2(8085): 366.

[16] QIAO J, FENG H L. Assisted reproductive technology in China: compliance and non–compliance [J]. Transl Pediatr, 2014, 3(2): 91–97.

[17] BAI F, WANG D Y, FAN Y J, et al. Erratum: assisted reproductive technology service availability, efficacy and safety in mainland China: 2016 [J]. Hum Reprod, 2020, 35(2): 446–452.

[18] CORDA P O, SILVA J V, PEREIRA S C, et al. Bioinformatic approach to unveil key differentially expressed proteins in human aperm after slow and rapid cryopreservation [J]. Front Cell Dev Biol, 2022, 9: 759354.

[19] 吴柱连，汪彩珠，周红，等. 微量精子冷冻保存技术研究进展 [J]. 国际生殖健康/计划生育杂志，2024，43(3): 222-227.

[20] SIEME H, OLDENHOF H, WOLKERS W F. Mode of action of cryoprotectants for sperm preservation [J]. Anim Reprod Sci, 2016, 169: 2-5.

[21] LIU X, WANG Q, SHENG H, et al. Fertility preservation in males with cancer of trends, region development, and efficacy in mainland China from 16 regions Chinese sperm banks [J]. J Assist Reprod Genet, 2024, 41(7): 1893-1906.

[22] 杨志勇，邢雅欣，杨艳楠，等. 临床微量精子标本冷冻方法的研究 [J]. 同济大学学报（医学版），2017，38(6): 41-45.

[23] 周凌云，孙彦龙，申小静，等. 稀少精子麦管法不同冷冻方法的实验研究 [J]. 河南医学研究，2018，27(23): 4229-4231.

[24] LIU S, LIU B, ZHAO W, et al. Rapid cryopreservation of small quantities of human spermatozoa by a self-prepared cryoprotectant without animal component [J]. Andrologia, 2022, 54(2): e14318.

[25] HUANG C, GAN R X, HU J L, et al. Clinical benefit for cryopreservation of single human spermatozoa for ICSI: a systematic review and meta-analysis [J]. Andrology, 2022, 10(1): 82-91.

[26] YU Z, WEI Z, YANG J, et al. Comparison of

intracytoplasmic sperm injection outcome with fresh versus frozen-thawed testicular sperm in men with nonobstructive azoospermia: a systematic review and meta-analysis [J]. J Assist Reprod Genet, 2018, 35(7): 1247-1257.

下篇

# 叙事医学案例

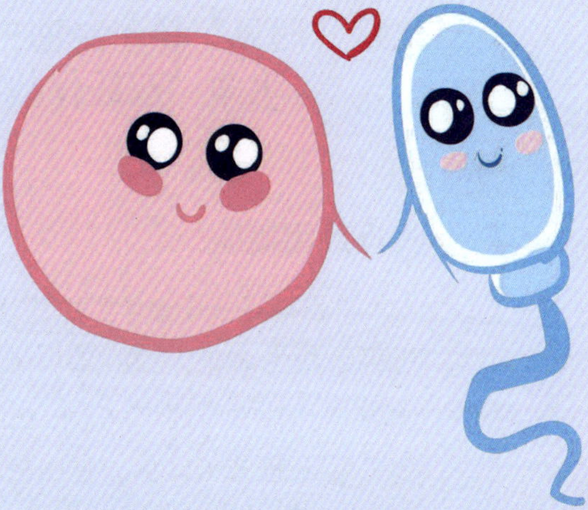

# 第一章
# 肿瘤与精子冷冻

## —1—

## 当化疗“遇见”精子冷冻：淋巴瘤患者的生命“双线作战”

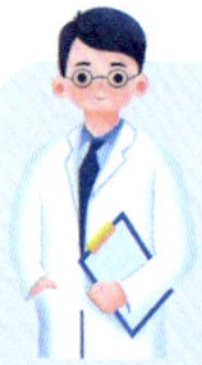

### 冷冻原因概述

淋巴瘤是我国最常见的恶性肿瘤之一。世界卫生组织报告显示，2020 年中国新发霍奇金淋巴瘤 6829 例，其中男性 4506 例；2020 年中国新发非霍奇金淋巴瘤 92 834 例，其中男性 50 125 例。男性霍奇金淋巴瘤发病率和死亡率均居全部恶性肿瘤第 10 位[1]。放疗和化疗是淋巴瘤综合治疗的重要组成部分，但此种治疗方式会损害精液质量，进而导致不育。而在放化疗前进行生育力保存，可为后期有生育需求的患者提供保障。

3 月的一个普通的上午，一位大约 30 岁的男子来到精子库，他高高瘦瘦的，戴着口罩。我核对了他的冷冻条码和生物留样信息，冷冻条码上用黑笔标记了 Ca（为了保护患者隐私，我们通常用 Ca 代替肿瘤），还看到了一个熟悉的名字，我不能确定是不是我认识的那个人。等到他开口说话，我忍不住脱口而出："是你吗？"他也感到有些惊讶，说："好久不见，罗老师，没想到会以这种方式重逢。"手里流水线一样的操作突然变得卡顿，平静的心突然变得无所适从。

"你生病了吗？"

"是啊，恶性淋巴瘤，也不知道还能活多久，你在这边上班吗？"

"是啊，毕业后就来这边了。"

此时此刻，我想不到合适的话语来安慰他。

我读研究生的时候，张华（化名）是一家生物公司的员工，他常常背着黑色背包，戴着鸭舌帽，给实验室送科研试剂，慢慢地，我们就熟悉了。我毕业之后就再没见过他，没想到再次见面会是这种情形。

张华说，他早就从以前的单位离职了，成立了自己的公司，也结了婚，虽然比以前更操心，但一切都在朝着好的方向发展。有一天，他接到体检中心的电话，告知他胸部有一个直径约 5cm 的肿瘤，建议他去医院进一步检查。经过一系列检查，他被确诊为"霍奇金淋巴瘤"。当听到这个噩耗的时候，他一度难以接受，不断地问自己："为什么是我？我才 30 岁，还有那么多风景没看，还有那么多快乐没有体验，就要和这个世界永别了吗？我走了，我的父母怎么办，我的妻子怎么办？"他在家崩溃大哭。几天后，他的情绪逐渐缓解，选择寻求医学专家的帮助。医生告诉他："接下来需要通过化疗来消除肿物，但是化疗可能会损伤男性生育力，部分患者化疗后，会出现精液中找不到精子的情况。

你还很年轻，还没有孩子，我建议你在化疗前先去精子库保存自己的精子，如果未来有生育需求，也是可以实现的。”听完医生的话，张华陷入沉思，从发现肿瘤以后，他一直处于绝望之中，可医生的话让他有了勇气思考：“有生之年，我还能有自己的孩子吗？”那天，医院的灯光有些刺眼，张华有些想流泪。

在化疗开始前，他和妻子来到了人类精子库，并和接待处的老师说明了来意，接待老师给他开了冷冻前的检查项目和冷冻项目。顺利取出精液后，张华坐在沙发上焦急地等待结果，他也不确定自己的精液质量如何。“哪位是张华？”听到喊声，张华迅速来到接待老师面前，“张华，实验室老师检测了你的精液，可以常规冷冻 4 支标本，你要冷冻几支？”张华总算等到了一个好消息，急切地回答：“老师，请帮我全都冷冻起来，谢谢！”

回家的路上，张华开着车，妻子坐在副驾驶位置，听着最爱的理查德·克莱德曼的钢琴曲，时间仿佛在这一刻变慢了。

后来，张华进行了半年多的化疗，原本乌黑的头发掉光了，因为服用激素，也长胖了许多。虽然过程很痛苦，但他的新生活也已经开始，每天早上看着小区的大爷晨练、小孩子上学、年轻人上班，想起在精子库冷冻的精子，心里有个声音就会出现：“好想亲眼见见自己的孩子啊！”

# — 2 —

## 生命的希望之光：睾丸肿瘤患者的奇迹之旅

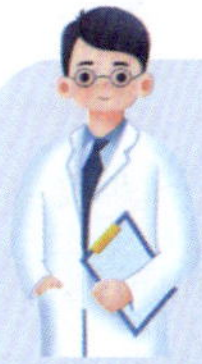

### 冷冻原因概述

美国国立卫生研究院（National Cancer Institute，NIH）[2]发布的数据（基于美国人口）显示，睾丸肿瘤发病率较高（5.9/10 万 / 年），在所有肿瘤中排第 24 位，占所有新发肿瘤的 0.5%，是年轻男性最常见的恶性肿瘤之一，其中 20 ～ 34 岁为睾丸肿瘤的高发年龄，此年龄段正好对应男性的生育年龄。虽然睾丸肿瘤在生育人群中发病率较高，但其 5 年生存率高达 95%，死亡率较低（0.3/10 万 / 年）。大部分睾丸肿瘤为生殖细胞源性，常规治疗方式为睾丸根治性切除。无论是肿瘤本身还是治疗方式，都可能损伤男性的生育能力，因此，睾丸肿瘤患者进行生育力保存是非常有必要的。

2021 年 9 月的一天，生殖男科李医生如往常一般来到门诊室开始例行诊疗工作。当天，他接诊了一位气质温文尔雅的男患者。这位患者身形挺拔，面容略带一丝忧虑。他轻声诉说着，自己结婚已两年，性生活频率正常，可却一直没有小孩。李医生立刻为其进行了专科查体，当手指触碰到患者睾丸的那一刻，一种异样的感觉涌上心头——患者左侧睾丸存在一个质硬肿块。这一情况瞬间引起了李医生的高度警觉，他的眉头微微蹙起，心中暗自怀疑这可能是睾丸肿瘤。然而，面对患者那充满期待又略显紧张的眼神，李医生不想让患者陷入过度的紧张、焦虑之中。于是，他语气平和地告诉患者，左侧睾丸疑似有一个小肿块，需要进一步做彩色多普勒超声及血液检查，并嘱咐患者拿到结果后立刻回诊室找他。

当天，患者将相应检查结果拿给李医生。彩色多普勒超声结果显示左侧睾丸内有一大小为 28.5mm × 19.3mm × 26.9mm 不均质弱回声区，右侧睾丸约 9.5ml；血清总人绒毛膜促性腺激素为 116.9mIU/ml，明显高于正常值。李医生高度怀疑患者可能得了左侧睾丸肿瘤，必须尽快转诊至泌尿外科，进行更专业的诊断和治疗。患者在得知这一消息的瞬间，满脸惊恐，声音颤抖得几乎听不清："肿瘤？这…… 这可怎么办啊？"他的眼神中充满了无助与恐惧。李医生明白患者此刻需要的是信心和希望，他安慰道："您先别慌。转入泌尿外科后，医生会制定更详细的治疗方案。只要积极配合治疗，康复的希望是很大的。"李医生的话如同黑暗中的一盏明灯，给了患者一丝希望。

转入泌尿外科后，医生经过专业细致的检查，制定了左侧睾丸切除术的手术方案。鉴于患者强烈的生育需求，且术前被诊断为无精子症，便邀请男科专家会诊，最终确定在行左侧睾丸切除术后即刻进行显微睾丸取精术的治疗方案，一旦术中发现精子立即进行冷冻，全力为患者保留生育可能。而显微睾丸取精术的主刀医生正是李医生。

手术室内，李医生全神贯注地进行着显微睾丸取精术。他从远离肿块处切开睾丸白膜，暴露睾丸生精小管，生精小管总体较为纤细均匀，在 20 倍显微镜下仔细寻找，找到几处稍饱满的生精小管。精子库实验室老师迅速对接，立即对其进行分离处理并检测。当发现少量睾丸精子的那一刻，所有人都仿佛看到了曙光。随后，标本被立即送回精子库，进行优化处理。经过评估，精子库实验室老师决定使用睾丸组织悬液冷冻及单精子冷冻技术。最终，成功为患者冷冻了 6 支睾丸组织悬液标本和 2 支单精子标本。这些珍贵的标本足以支持患者未来 4 ～ 6 个辅助生殖周期，为他的生育梦想带去新的希望。

之后，患者在医护人员的精心照料下术后恢复良好。他的脸上渐渐褪去了昔日的阴霾，取而代之的是对未来的憧憬与希望。因为他知道精子库为他保存了生育希望。

在这个充满挑战与机遇的时代，我们常常感叹生命的脆弱，却也在不经意间见证着生命的顽强。这例患者便是如此。这次经历深刻地展现出医学技术与人性光辉的交相辉映。每一位参与救治的医护人员、每一位在精子库默默付出的工作人员，都是生命的守护者，用自己的双手为患者编织着未来的梦想。他们的努力不仅关乎个体，更关乎无数个家庭的完整与幸福。

## — 3 —

## 切除了“蛋蛋”，还会有自己的宝宝吗？

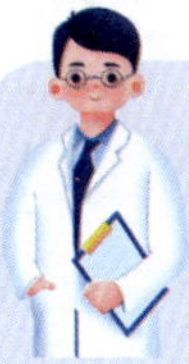

### 冷冻原因概述

睾丸肿瘤是男性生殖系统的常见肿瘤，在男性中的发病率约为 5.9/10 万。睾丸肿瘤好发于 20 ～ 34 岁男性青壮年，5 年生存率达 95%[2]。隐睾患者发生睾丸肿瘤的概率是正常男性的 2.5 ～ 20.0 倍[3-5]。

临床上治疗睾丸肿瘤通常采用根治性睾丸切除手术、腹膜后淋巴结清扫术、化疗及放疗等方法。睾丸肿瘤本身及其治疗手段都会严重影响男性的生育能力。男性有两个睾丸，若患者因睾丸肿瘤而切除一个睾丸后，精液只能由另一个睾丸产生，导致精子数量减少。睾丸这一生殖器官对化疗和放疗极为敏感，化疗和放疗会严重影响精液质量。因此，强烈建议睾丸肿瘤患者在治疗前进行生育力保存，将精子冷冻起来以备将来之用。

生活也许并非一帆风顺，不幸的事可能不期而至。面对困境，有的人会选择正面迎击，积极解决问题；有的人可能会垂头丧气，消极以对。生命是一切事物的基础，当生命可以延续的时候，积极的人会进一步寻求生活的希望，而孕育新生命也会给人带来希望。

## 第一次焦虑又迷茫地踏入精子库

2021 年 11 月的一天，医院依旧人来人往，我们像往常一样忙着手头的工作。突然，电话铃声响起。“刘老师，精子库接待区有一位叫小姜（化名）的 Ca 患者需要您接待一下。”“哦，好的，我马上出来。”这是精子库的规定，对于每位前来咨询生育力保存的肿瘤患者，作为实验室负责精子保存的工作人员，我们都需要与其进行沟通，以便了解他们的需求，并更好地为他们服务。

当我来到精子库接待区后，一位皮肤黝黑、身材精瘦、略显忧郁的男人进入我的视线，我猜想他应该就是小姜吧。陪他来的是他的妻子，一个看起来干净利落的女人。经过核实姓名后，我与小姜开始了交流。得知他在1个月前被确诊为“精原细胞瘤”，需要切除一侧睾丸。在手术前医生告诉他，睾丸切除可能会影响他的生育能力。于是，夫妻二人来到人类精子库，想保留他们的生育希望。从我们的对话中，我发现小姜性格内向、害羞，回答问题总是用极少的几个字。为了更详细地了解他的情况，我转而向他的妻子询问更多相关问题及他们的具体需求。

在了解了他们的基本情况后，我为夫妻二人详细讲解了精子库专门为肿瘤患者提供的精子冷冻保存绿色通道及注意事项。随着交流的深入，小姜也逐渐放松下来，甚至主动向我提问。随后，我们安排医生为小姜进行体格检查。然而，检查结果却令人忧心：小姜的另一侧睾丸是隐睾。这意味着小姜的精液质量可能很差，甚至根本没有精子。

面对这一情况，小姜还能保存精子吗？

我和医生再次与夫妻二人进行了沟通，告知了他们可能的精液质量问题及隐睾发生睾丸肿瘤的风险，并强烈建议小姜尽早保存精子。此时，我观察到小姜的脸色再次阴沉下来，我和医生鼓励他先尝试取精检查一下精子质量。遗憾的是，实验室检查结果显示，小姜的精液质量很差。实验室工作人员尝试进行常规冷冻保存，冷冻复苏后发现活动精子很少，效果不佳。于是，我们建议他尝试单精子冷冻保存。与夫妻二人沟通后，我们安排小姜禁欲2～5天后再来精子库尝试单精子冷冻保存。

## 第二次怀揣着一丝期待前来

小姜夫妻再次来到精子库。我们立即启动肿瘤患者绿色通道，并幸运地在小姜的精液中找到了30余条活动且形态良好的精子，并采用单精子冷冻技术成功冷冻 2 支共 20 条可用精子标本。

### 第三次怀揣着对未来的希望而来

小姜夫妻第三次来精子库是为了使用之前冷冻的精子进行辅助生殖。我询问了他最近的身体状况，得知他恢复得比较好，生活也步入了正轨。所以，他们想尝试通过辅助生殖技术拥有自己的孩子。

后来，我们收到小姜夫妻的好消息：借助辅助生殖技术，他的妻子已经怀孕四个多月了！那一刻，我由衷地为他们感到开心。

我想提醒睾丸肿瘤患者，一旦确诊，应尽快到生殖专科门诊进行生育力评估，如有生育需求且尚有精子，应在接受抗肿瘤治疗前尽快到人类精子库冷冻保存精子。

## — 4 —

## 骨肉瘤患者的“小蝌蚪”保卫战

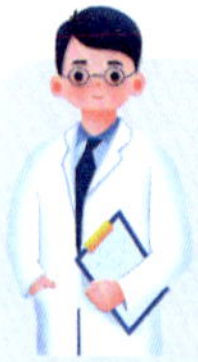

### 冷冻原因概述

骨肉瘤是最常见的骨原发恶性肿瘤，好发于青少年，约 75% 的患者发病年龄为 15 ～ 25 岁，中位发病年龄为 20 岁。本病男性患者多于女性，男女比例约为 1.4∶1，这一性别差异在 20 岁之前尤为显著[6]。随着治疗手段的进步，患者 5 年生存率已经提高至约60%[7]，许多青少年肿瘤患者可能获得长期生存，而肿瘤治疗可能影响生育能力成为很多患者的心结。故建议在进行骨肉瘤治疗前充分评估患者预后及生育需求，为患者制定个性化的治疗及生育保护策略。

我曾遇到过一位患者，他的故事深深触动了我，让我深刻体会到生育力保存工作的重要意义。

初次遇见小强（化名）是在精子库的接待大厅里，他坐在轮椅上认真听工作人员讲解冷冻精子的注意事项。即使行动不便，仍然来保存精子，这份决心令我动容。

经过谈话，我得知小强年仅19岁，却不幸被确诊为骨肉瘤，肿瘤扩散迫使他不得不将左侧小腿截肢。我询问他是如何得知在放化疗之前需要保存精子的。他告诉我，身边亲人的惨痛教训让他坚定地前来保存精子。原来，他的表哥前几年被诊断为非霍奇金淋巴瘤，当时病情严重，经过骨髓移植后身体恢复良好，之后恋爱、结婚了，但婚后却面临无精子症的困扰，无法生育。医生指出，这很可能与骨髓移植治疗有关。这令他的表哥非常懊恼，后悔当时为什么没有在治疗前冷冻保存精子。这件事给小强留下了非常深刻的印象。因此，在得知自己确诊骨肉瘤后，他与他的主治医生商量后，决定进行生育力保存。

除了这一原因，小强还向我敞开心扉，分享了他坚定保存生育力的另一个动机。他是父母领养的孩子，但从小在充满爱的环境中长大，他想将这份爱传递下去，希望拥有自己的孩子，并给予孩子爱和关怀。听到这里，我缓缓抬起头看向站在轮椅后的小强妈妈，可以看出这是一位慈祥有爱的妈妈。

在我耐心地和小强交谈后，他开始有条不紊地完成自己的精液冷冻保存流程。

而在他办完所有的冷冻手续离开精子库后，我和同事们都深有感触，无论是小强的坚韧与不屈，还是他及其父母对美好生活的追求和对爱的传递，都令我们备受鼓舞。

这份冷冻的精子不仅为小强在黑暗中点亮了一盏明灯，更是他对自己生育力保护意识的体现。

## — 5 —

## 自己的“小蝌蚪”，自己守护

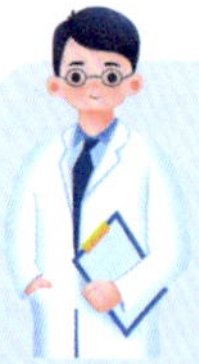

### 冷冻原因概述

分化型甲状腺癌是最常见的实体肿瘤类型之一，患者在接受手术治疗后，通常会根据肿瘤的分期，进一步接受放射性碘-131（$^{131}$I）治疗。男性患者在经 $^{131}$I 治疗后可能出现一过性睾丸功能紊乱、暂时性精子数量减少及血浆促卵泡激素水平升高等。这些变化会导致大部分男性患者的生育能力在 $^{131}$I 治疗后短暂性降低。但如果患者接受高剂量、多次 $^{131}$I 治疗，则可能出现精液持续异常。因此，建议准备接受 $^{131}$I 治疗的男性患者，在治疗前充分评估预后情况及生育需求，必要时采取精子冷冻措施以满足其治疗后的生育需求。

小何（化名）是一位令我印象较为深刻的患者，故事要从去年中秋节假期后的首个工作日讲起。那天，我像往常一样正忙于冷冻精液标本，实验室的电话突然响起，通知我接待大厅来了一位专程从北京赶来冷冻精液标本的Ca患者。我心里好奇："为何患者不在北京当地进行精子冷冻保存呢？"带着这份疑问，我急忙前往接待大厅去了解并接待了这位远道而来的患者。这是精子库的规定，对于每位前来咨询生育力保存的肿瘤患者，作为实验室负责精子保存的工作人员，我们都需要与其进行沟通，以便了解他们的需求，并更好地为他们服务。

走进接待大厅，我看见小何正在认真地听着工作人员讲解冷冻精子的注意事项。随后，我询问他为何不在北京当地进行精子保存。他解释道，尽管目前他在北京工作，但自己是成都人，且女友也在成都，计划将来在成都结婚生子。鉴于此，北京的医生建议他还是在成都进行精子保存更为方便（避免后续使用冷冻精子时进行长距离运输）。

在之后的交流中，我了解到小何平时身体很好，而且一直有锻炼身体的习惯。然而，在8月份公司体检时，他被发现甲状腺异常，9月份便被确诊为"分化型甲状腺癌"。这对于他来说无疑是一个沉重的打击。后来，小何得知甲状腺癌的治愈率较高，便开始积极配合医生的治疗。在治疗过程中，他了解到手术后还需要接受$^{131}$I治疗，这有可能会影响他的生育能力。考虑到自己已经32岁，还有一个深爱的女友，他决定在治疗前先进行精子冷冻保存。于是，在中秋节与家人团聚后，便来我们精子库咨询。这才有了我们的见面与对话。

我肯定了他的做法，虽然未来小何不一定会使用到冷冻的精液/精子标本，可能在他有生育计划的时候，他已经恢复健康，可以自然生育，但是这份标本是一份希望，一份安心。

之后，小何按照要求接受了精子冷冻前的常规检查，他的睾丸体积为 14ml，精子浓度为正常水平，达到了 $143 \times 10^6$/ml。最终，小何顺利地保存了自己的精子。

半年后，小何再次来到生殖男科 / 精子库，他想复查自己的生育能力。他高兴地告诉我，他的肿瘤治疗已经结束，并且恢复得很好。我也为他感到高兴，随后安排他进行睾丸检查和精液复查。

几天后，他的复查结果出来了，结果显示他的睾丸体积从治疗前的 14ml 降至 8ml，精子浓度从治疗前的 $143 \times 10^6$/ml 降至 $14 \times 10^6$/ml，低于参考值。此时，值得庆幸的是，他在治疗前进行了精子冷冻。

我安慰他不要灰心，精液质量会在治疗结束后慢慢恢复，并建议他 3 个月后可以再来复查，即使情况依然不佳，他也有治疗前保存的精子作为备份。

小何以对自己负责的态度积极解决了未来可能面临的生育问题，守护了自己的生育力。对于甲状腺癌患者而言，应积极向医生咨询相关治疗对生育的影响，并根据自己的生育需求和计划，选择适合自己的生育力保存方式。

# —6—

## 疼痛中的坚持：骨肉瘤少年为未来保存生育力

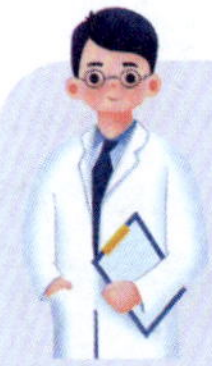

### 冷冻原因概述

骨肉瘤是最常见的原发性骨恶性肿瘤，以恶性度高、生长迅速、早期转移为特点，好发人群为儿童和青少年。近年来，骨肉瘤的治疗效果已有显著提高，患者的5年生存率已从20世纪70年代的20%上升至目前的60%左右。然而，骨肉瘤的治疗方法，尤其是化疗和放疗，会对生育力产生严重影响。因此，建议有生育需求的男性骨肉瘤患者在治疗前将精子冷冻保存，通过冻存的精子或组织保留自己的生育功能，以便未来可以有生育后代的可能性。

小陈（化名）是一位年仅15岁的少年，不幸罹患骨肉瘤。在术前和术后的7个月的时间里他经历了4次化疗，病情基本得到控制。但是，精液检查后发现小陈的精液中已无精子，这不禁令人疑惑：小陈在治疗前精液中有无精子？他在治疗前是否进行了精子保存？是不是只有育龄期人群才考虑生育力保存事宜？接下来，我们一同走进小陈的故事。

那一天，在精子库接待处，一幕令人动容的画面映入眼帘：一位身材瘦弱的母亲，神色凝重却不失坚定，缓缓地推着轮椅前行，每一步都小心翼翼。轮椅上坐着的是她年仅 15 岁的儿子小陈，一个本该在校园里尽情奔跑、追逐梦想的少年，此刻却因骨肉瘤的折磨而显得格外虚弱。

小陈的母亲说，在确诊骨肉瘤前的半年里，小陈总是觉得腿部隐隐作痛，起初，他并未在意，以为只是运动时腿部肌肉不慎拉伤。然而，随着时间的推移，疼痛不仅没有缓解，反而愈发剧烈。在经过医院一系列的检查后，小陈被确诊为骨肉瘤。这一消息如同晴天霹雳，瞬间将他们推入痛苦的深渊。然而，医生在介绍治疗方案及可能带来的影响时提到一个关键性问题——生育力保存。对于他们而言，这一概念陌生但又充满希望。小陈的母亲在短暂的迷茫后，毅然决定为儿子抓住这一丝未来的可能。

“医生，小陈现在行动不便，而且对于取精很陌生，不知道这对他的身心健康有没有影响？”小陈母亲的话语中充满了担忧。而在休息区等待的小陈也显得非常忐忑。于是，精子库的临床医生和实验室技术人员一起耐心地向小陈及其母亲解释着每一个步骤，尽量缓解他们的紧张情绪。

当来到取精室门口时，小陈的脸微微泛红，眼神中透露出一丝羞涩和不安。在母亲的温柔鼓励下，小陈鼓起勇气，独自坐着轮椅进入取精室。门外，医务人员也时刻守护着，避免任何意外发生。

尽管身体正承受着病痛的折磨，心中也充满了对未知事物的恐惧，但小陈仍在半小时内顺利地完成了精液采集。最终，他成功冷冻了两支精液标本。对于这个少年来说，这是一次特殊且艰难的经历。或许他并不明白生育力保存的意义，但他告诉我们，他从母亲坚定的眼神中感受到了这件事的重要性，并且愿意配合。他的心中既有对疾病的恐惧，又有对未来的担忧。回想起曾经健康快乐的时光与自己对未来的美好憧憬，他心中涌起一股力量，告诉自己必须勇敢面对。

在接受抗肿瘤治疗后，小陈的精液复查结果显示精液中无精子。这让他的父母感慨并庆幸在治疗前进行了精液冷冻保存。他们希望在未来的某一天，小陈能够实现自己的人生梦想，拥有属于自己的幸福家庭。

未来生育的希望已成为接受生育力保护的另一个积极因素。对孩子未来父母身份的关注有助于公众将注意力集中在孩子的未来上，并获得对生存更积极的展望。

# 7

## 肿瘤治疗后生育力恢复无望，看冷冻精子如何“逆天改命”

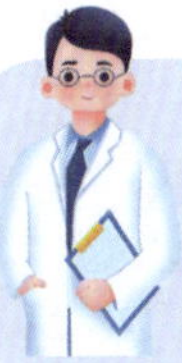

### 冷冻原因概述

肿瘤与男性生育力之间的关联较为复杂。肿瘤自身可通过损伤下丘脑 – 垂体 – 性腺轴（HPG 轴）功能等方式降低精液质量；手术治疗会破坏睾丸组织及神经结构，进而影响精子的生成与性功能；不同种类或剂量的化疗药物会对生精上皮细胞产生不同程度的破坏；放疗对生育力的损伤程度则会因放疗部位及剂量的差异而有所不同。随着医疗技术的进步，肿瘤患者的预后越来越好，患者对于生育的需求不可忽视。然而，大部分男性肿瘤患者在完成放化疗治疗后的 1 ～ 2 年精子质量才有所提高，但若治疗周期较长、生殖系统损伤严重，这一恢复过程可能会延长，甚至无法恢复。

因此，建议有生育需求的肿瘤患者在手术和放化疗之前将精子进行冷冻保存，未来可使用冷冻的精子进行卵胞质内单精子注射（intracytoplasmic sperm injection，ICSI）助孕。

2019 年，37 岁的罗瑞（化名）被一纸“精原细胞瘤”的诊断书拖入恐慌与无助的深渊。经过了解，他不仅要直面疾病本身带来的致命威胁，还需要面对后续治疗对身体尤其是生育功能的影响，这成为压在他心头的巨石，让他夜不能寐。在艰难抉择治疗方案时，医生提出一个极具价值的建议——在治疗前冷冻精子。当时，罗瑞的精子浓度为 $4 \times 10^6$/ml，前向运动精子（A + B）百分比为 22%。虽说精子质量并不理想，但及时冷冻至少能为未来生育留下一线生机。事实证明，这个决定极为明智，成为改变他命运的关键。

罗瑞在冷冻精子后接受了右侧睾丸切除手术。随后，他又历经两个周期的化疗，以及睾丸局部放疗。这些治疗手段在全力对抗肿瘤、将他从死神手中夺回的同时，也对他的睾丸的生精功能造成难以逆转的损害。治疗结束 1 年后，罗瑞复查精液，然而，精液经过离心处理后未找到精子，这意味着他自然生育的可能性几乎为零。之前冷冻保存的精子成为他实现生育的希望。

时光匆匆，治疗结束 4 年后，罗瑞再次前往精子库复查。这次精液检查有了新发现：离心后查见 1 个 A 级、1 个 B 级、1 个 C 级及 23 个 D 级精子。尽管找到了精子，但精子数量过少，罗瑞依旧难以自然生育。此时，罗瑞已经 41 岁，妻子也已 40 岁，女方的卵巢功能也随着年龄增长逐渐衰退。权衡再三，夫妇俩最终决定启用之前冷冻的精子，选择 ICSI 助孕。功夫不负有心人，1 年后，他们成功迎来了一个健康可爱的男婴，让这个家庭重燃希望之光。

罗瑞的经历绝非个例，肿瘤与生育力保存是众多患者必须面对的严峻课题。精原细胞瘤等睾丸肿瘤不仅本身会严重损害生育功能，而且其后续治疗手段如睾丸切除手术、放化疗会进一步加重损伤。好在精子冻存技术已日趋成熟，为患者点亮了一盏希望之灯。冷冻的精子不仅是生育力的“备份”，更是希望的延续。

# -8-

## 冷冻精子，孕育希望：淋巴瘤患者实现生育力保存

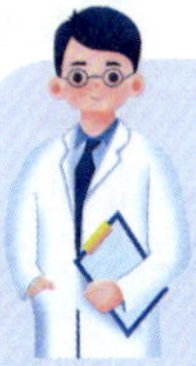

### 冷冻原因概述

淋巴瘤是起源于淋巴结和淋巴组织的恶性肿瘤，其发病率占儿童（出生至 14 岁）肿瘤的 10%，占青少年（15 ～ 19 岁）肿瘤的 14%。得益于化疗和造血干细胞移植等治疗手段，淋巴瘤患者的 5 年生存率可达 80%[8]。然而，对于男性淋巴瘤患者而言，化疗药物的种类、剂量等均影响其生育力，特别是含有烷化剂（环磷酰胺）的治疗方案对生育力的损害尤为显著，且损害程度随着烷化剂剂量的增

加而加剧，对于儿童患者，接受环磷酰胺累积剂量＞ $7.5g/m^2$ 为高风险；对于成年患者，接受环磷酰胺累积剂量＞ $19.0g/m^2$ 会导致长期无精[9-10]。因此，在治疗之前将精子冷冻保存对于有生育需求的男性淋巴瘤患者而言尤为重要。这一措施旨在通过冻存的精子或组织保留患者的生育功能，确保他们未来拥有生育后代的可能。

18 岁的小宇（化名）是一名刚刚进入大学的新生，沉浸在对未来美好生活的憧憬中。然而，在生活的舞台上，命运有时会响起意想不到的旋律。那段时间，小宇感到身体极度疲惫，伴随持续的发热，起初，他以为是普通的感冒，然而，经过一段时间的治疗未见好转。最终，他被确诊为霍奇金淋巴瘤。这一消息如同晴天霹雳，让他陷入深深的恐惧与担忧之中，而远在千里之外的父母对这一切毫不知情。

一天，精子库服务大厅的电话响起，一个细小而略带羞涩的声音传来："医生，我想咨询一下生育力保存的相关事宜。""你是什么原因要进行生育力保存呢？"我语气温和地问他。"我被确诊为淋巴瘤，通过查阅资料了解到淋巴瘤的治疗会影响生育力，我想知道我现在应该怎么做。"我详细地为他讲解了精子冷冻的全过程。电话咨询的这位患者便是小宇。

第二天，小宇便来到精子库，准备进行精液冷冻，他告知我们这是与父母商量后的决定。在了解取精的注意事项及完成一系列取精前检查后，小宇首次尝试了取精。但是，由于情绪过度紧张，他未能成功取出精液。这对于他来说无疑是个较大的打击，独自面对疾病和未知的挑战，他需要勇气和时间去适应。接下来的很多天，小宇都未再次现身，他的电话也始终无法接通。

正当我们一筹莫展时，小宇居然面带微笑地与父母一同来到精子库。他将我引到距离父母较远的位置，轻声对我说：“医生，我是家里唯一的孩子，老师得知我患病后立刻通知了父母。我还没来得及再次来精子库，父母就匆匆赶来了，马上就要接受化疗了，我不想让他们为我担心，更不希望他们因我以后的生育问题而增添更多忧虑。”身患重病，但他仍保持乐观的态度，并时刻顾及他人的感受，这份坚强与体贴令人动容。

小宇独自走进取精室后，他的父母才流露出不安的神色，再次跟我们确认：“医生，取精真的对他的病情没有影响吗？”直到我们给出肯定的回答，他们焦虑的心情才渐渐平复。在等待期间，我也在担心上次的情况会再次发生，也担心他的身体状况。遗憾的是，这一次小宇还是没有成功取出精液。但小宇没有气馁，反而微笑着安慰父母，并决定再试一次。他吃完午饭后，调整状态，再次尝试取精，这一次他顺利取出精液。经实验室检测精液质量较好，并成功为他冷冻了 6 支标本。

之后的日子，小宇开始了漫长而艰苦的治疗过程。在医生的精心治疗和家人的悉心照料下，他的身体逐渐恢复，但后期复查一直显示精液质量不佳。庆幸的是，小宇在多年后拥有了幸福的家庭，并借助冷冻的精子拥有了一个健康的孩子。

这个故事让我们看到了小宇在面对疾病时的不屈不挠、积极乐观和自我负责的态度，也见证了精子冷冻技术让他拥有了自己的宝宝、开启了全新的人生。

# —9—

## 抗击垂体瘤，迎接新生

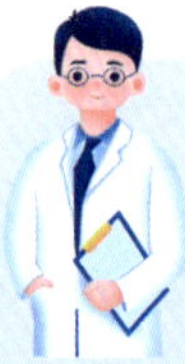

### 冷冻原因概述

垂体腺瘤又称垂体瘤，是发生于腺垂体的良性肿瘤，通常发生于青壮年。由于肿瘤生长位置的特殊性，垂体瘤会造成体内多种激素水平发生紊乱，使患者出现各种临床症状。功能性垂体瘤可导致部分激素分泌过多，如生长激素分泌过多引起肢端肥大症，促甲状腺激素分泌过多引起甲状腺功能亢进；而非功能性垂体瘤压迫垂体会导致垂体的分泌功能下降，如促性腺激素水平降低，导致睾丸生精功能异常，进而引起不育。通常经过手术治疗去除压迫因素后，再辅以补充激素治疗，多数患者的睾丸生精功能可以恢复，产生正常精子。

虽然经常在网络上刷到有人患肿瘤、抗癌的信息，但是陈杰（化名）从未想到灾难有一天会降临在自己身上。2022 年国庆节前后，作为程序员的他时常会觉得头部一阵阵疼痛，看东西也越来越模糊，并且常常心慌、烦躁、失眠，他以为是前段时间加班次数太多，并没有放在心上，可是随着症状的加重，他不得不到医院就诊，经过检查发现其蝶鞍部有一直径约 1.2cm 的肿瘤。顿时他觉得天塌了，震惊之后，他迅速冷静下来，并联系医院相关科室的医生进行了手术。手术后病理诊断为“垂体瘤”。他本以为手术后生活会恢复如常，然而，术后 1 年他却逐渐出现性欲降低，睾丸变软、缩小，体力下降等情况，他再次被绝望笼罩。

“想着肿瘤都切除了，应该就康复了，谁知道又遇到这样的事，我们还打算要孩子呢，这可怎么办啊？”望着陈杰失望而又焦急的表情，我不禁对他升起同情之心。命运的接连打击难免会让人绝望，此时，他最需要家人的安慰及医生的帮助。结合他的临床症状，我为陈杰开了性激素相关检查，结果显示他的促性腺激素和睾酮水平很低。此外，他的精子数目很少，活力也较差。这可能是因为垂体瘤对垂体造成了永久性破坏，使他出现了性激素缺乏的一系列症状。

人体内存在下丘脑－垂体－性腺轴，其通过下丘脑、垂体和性腺各自分泌的激素来调控人类的生殖和性行为。在男性体内，此轴为下丘脑－腺垂体－睾丸轴，下丘脑分泌的促性腺激素释放激素，经过垂体门脉系统到达腺垂体，调节腺垂体功能，腺垂体可以分泌促性腺激素［包括促卵泡激素（follicle-stimulating hormone，FSH）和促黄体素（luteinizing hormone，LH）］来调控睾丸功能。其中，FSH 可作用于睾丸中的支持细胞，促进精子产生，LH 则作用于睾丸的间质细胞并促进其分泌雄激素，维持男性的第二性征。经检查，目前陈杰的情况是垂体失去了激素分泌功能，虽然睾丸功能正常，但由于丧失上游激素调控，睾丸分泌睾酮和生精的能力均明显下降。目前治疗策略为人工补充促性腺激素，常用方法为双促治疗，即人绒毛膜促性腺激素（human chorionic gonadotrophin，hCG）＋人绝经期促性腺激素（human menopausal gonadotropin，hMG）。

陈杰在进行 3 个月的双促治疗后，他的性激素水平测定显示 FSH、LH 及睾酮水平均开始回升，睾丸体积有增大迹象，精液化验结果显示精子数量及活力也逐渐恢复。我建议陈杰及时冻存一部分精子，万一自然受孕不成功，还可以考虑辅助生殖技术。陈杰接受了我的建议，成功冻存了精子。

每个人或许都会遇到坎坷，会因此失望、沮丧，但只要不放弃希望，坚持下去，就一定能成就更强大的自己。

# 10

## 前列腺癌患者的生育保障

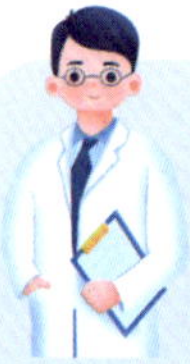

### 冷冻原因概述

前列腺癌是男性泌尿生殖系统最常见的恶性肿瘤，目前，针对前列腺癌的所有治疗方案，除观察等待外，均会影响患者的生育能力。尤其对于接受根治性前列腺切除术的患者而言，逆行射精、勃起功能障碍，甚至精道损伤等并发症基本断送了患者的自然生育之路，而外放射治疗、雄激素剥夺治疗、化疗均会严重影响精子的发生，甚至导致无精子症的出现。因此，对于有生育需求的前列腺癌患者而言，生育力保存具有重要意义。虽说前列腺癌治疗后睾丸穿刺取精也是一种行之有效的手段，但对于前列腺癌治疗后无精子症或生育力严重受损的患者而言，其不育风险依然巨大。相对而言，治疗前进行精液冻存更安全、更具成本效益。

“医生，您好，我刚被确诊为早期前列腺癌，主治医生建议我尽快手术，原本定在今天进行手术，但昨天医生交代手术风险时提到，手术可能会影响射精、勃起功能等，这让我陷入了两难境地，只能先暂缓手术。因为我还想要一个孩子，但是我的妻子害怕打针，对采取辅助生殖比较抗拒，所以我想来生殖男科咨询一下有什么解决办法。”一位50岁的中年男士迫切地问道。

这位中年人——老宋（化名），活泼开朗、热爱生活，平日喜欢钓鱼、爬山。40岁时，老宋正值事业上升期，与前妻一同投身于他们共同创立的公司。前妻也是事业心比较强的人，二人因日常繁忙的工作、各自强势的性格，以及在公司发展上的分歧，婚姻走到了尽头，女儿随前妻生活。几年前，老宋与现任妻子相遇并结婚，二人非常恩爱。由于两人都喜欢孩子，他们共同期待着新生命的到来，憧憬着未来幸福快乐的生活。在两人备孕之前，自知年龄偏大的老宋便去进行了一次全面的身体检查。然而，“前列腺癌”这一诊断结果打破了这幸福恩爱的生活，更阻断了他们的备孕之路。

我仔细阅读着老宋的诊疗记录，查看着一张张检查结果。“您的情况我已了解，我建议您进行生育力评估后再进行生育力保存，这样既不耽误治疗，也不耽误未来生育。”我回答道。“前列腺癌根治术是目前治疗前列腺癌常见的方法，技术已经很成熟，但依然存在损伤精道，以及术后勃起功能障碍等问题，此外部分患者尚需术后放疗等抗肿瘤治疗，这对于男性生育力又是一大打击。考虑您妻子的情况，现阶段进行生育力保存，后续进行人工授精生育是一个不错的选择。”我继续解释道。随即老宋又提出了他的重重疑问，主要包括精子冷冻流程、费用等，我进行了简单回答后建议老宋前往精子库进行详细咨询。

在精子库工作人员耐心讲解下，老宋同意进行生育力保存，在初步的生育力评估后发现年过半百的老宋精液质量依然良好，最终他成功冻存了精液。

在后续的前列腺癌治疗中，再无后顾之忧的老宋“放手一搏”，积极配合治疗，最终手术非常成功，但由于肿瘤与精囊关系密切，术中难以避免地损伤了精道，造成术后精液量严重减少，此外在后续抗肿瘤治疗过程中老宋的精液质量进一步下降。最终考虑到妻子年龄以及目前的精液状况，老宋夫妻果断选择使用冻存精子进行人工授精的方式助孕，并最终顺利诞下一个健康的婴儿。

大病初愈后又喜得贵子，“双喜临门”的老宋在复诊时满面笑容，正是生育力保存技术守护了老宋幸福美满的生活。

# 11

## 失去的“火把”和留下的“火种”

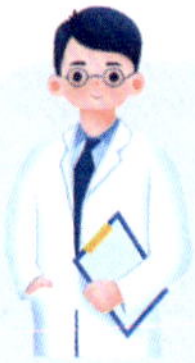

### 冷冻原因概述

睾丸肿瘤对睾丸组织的侵袭和破坏可能影响男性的正常生精功能，甚至导致无精子症的发生。而部分恶性睾丸肿瘤患者在切除睾丸之后，仍需进行化疗或放疗，进一步损伤患者的生育能力。鉴于睾丸肿瘤患者一般较为年轻且预后相对较好，未来有生育需求的可能性较大，因此，目前普遍推荐睾丸肿瘤患者在治疗前进行生育力保存。

小华（化名）未曾料到，那天下午在篮球场上的一次意外磕碰，竟出乎意料地改变了他的人生轨迹。作为一名运动爱好者，小华刚踏入大学校园便成为学校篮球场的常客，他喜欢在课余时间打一场篮球来放松身心。时至今日，他已经记不得那天的细节，只记得自己一个转身突破后不慎让篮球脱手，随即感到下体一股刺痛，瞬间瘫坐在地上。待疼痛缓解后他才慢慢起身，蹒跚至卫生间检查，不料发现右侧睾丸异常肿大。小华连忙到校医院就诊。然而，校医检查之后却面色凝重，建议他赶紧到大医院就诊。小华瞬间就慌了，怀着忐忑的心情前往当地最好医院的急诊科。他脑海中闪过无数可能："难道是睾丸被篮球打烂了？也许只是皮肤肿胀？"然而最后的检查结果却如同晴天霹雳一般——睾丸肿瘤。

主治医生告诉小华，肿瘤可能早已在体内潜伏，只不过因为这次意外才被发现。考虑到小华还年轻，主治医生建议小华在进行肿瘤治疗前进行生育力保存，也就是精子冷冻。目前，年轻肿瘤患者的生育力保存已经越来越受到重视，而且效果显著，已成为这些患者治疗前的常规流程。了解精子冷冻的相关知识之后，小华进行了精液检查，然而却再次遭遇打击——精液中未查见精子。

面对这突如其来的变故，小华的主治医生鼓励他别灰心，并再次为他指明了一条新的希望之路——"肿瘤睾丸切除后提取精子"。肿瘤睾丸取精听起来十分不可思议，但实际上随着显微外科技术的发展，这项手术在十余年前就已被国外报道，虽在国内尚属新兴领域，但国内技术条件完全满足手术要求。在了解这些情况后，小华决定尝试在手术切除肿瘤睾丸的同时进行显微精子提取。

于是，在做好准备后，小华踏上了他的"征途"。手术很顺利，消息有好有坏。坏消息是肿瘤侵犯了小华右侧的大部分睾丸，需连同肿瘤进行整个右侧睾丸的切除术，且病理结果显示肿瘤为恶性，后续还需化疗。然而，好消息是在那颗被肿瘤侵蚀大半的睾丸中，通过显微技术的仔细辨别，发现仍留存着一片未被侵蚀的净土，其中活跃的精子被成功提取并加以保存，为小华保留了未来生育的希望。

两年后，我们再次见到了小华。经过手术和化疗，他已实现临床痊愈，并重返篮球场挥洒汗水，与千千万万阳光开朗的大学生无异，生活回归正轨。当谈及两年前的那段经历，小华表现得格外平静与释然："我确实失去了一些东西，但也留下了一些，不是吗？"

## 12

## 15 岁男孩确诊白血病，他的"明天"还会来吗？

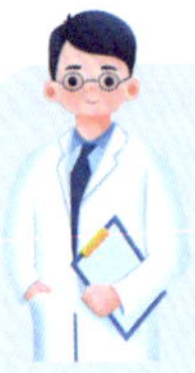

### 冷冻原因概述

随着肿瘤早期诊断技术的完善，以及放疗、化疗手段的进步，部分血液系统恶性肿瘤患者的 5 年生存率已超过 80%，肿瘤患者的治疗目标已由之前单一的对生命的延续转移至对后续生活质量的更高要求。但是，对于男性患者而言，肿瘤及其治疗手段都可能导致精液质量降低，甚至对生育力产生不可逆性损伤，在后期丧失生育的机会。白血病的治疗方法包括化疗及骨髓移植等，均可能影响患者的生育力。因此，对于有生育需求的白血病男性患者，建议其在化疗之前将精子冷冻保存，以备日后可以通过冻存的精子或组织保留自己的生育功能，从而有生育后代的可能。

在生殖科，每一位患者都怀揣着生育希望而来，他们之中，有人带着绝望踏入，有人收获惊喜离开，有人满是遗憾，有人最终无奈放弃，而有人在自己还是孩子的时候被父母带来了。

15 岁，正值灿烂的青春年华。眼前这个穿着棒球服的孩子，皮肤白皙，长睫毛下那双眼睛透露出拒绝和排斥。他本该在明亮的教室里，与同学们一起探索知识的海洋，感受成长的喜悦，可病魔却降临在他身上。在与他的父亲冯双福（化名）交流后，我得知，这个孩子刚刚考入当地最好的高中，却在入学体检时发现身体异常，最终被确诊为“急性粒细胞白血病”。

“本来以为孩子考上高中，快熬出头了……我们家的运气太差了。”冯双福这句话道尽了内心的无奈和委屈。

交谈期间，孩子显得格外沉默，左右手的示指不停地交叉、缠绕。

对于眼前这个因白血病即将接受化疗及骨髓移植的孩子，考虑到这些治疗可能会让他失去生育能力，血液科的医生建议在化疗之前将孩子的精子冷冻保存，以备将来通过冻存的精子或组织保留他的生育功能，让他有生育后代的可能性。

第一次来精子库取精时，孩子很紧张。作为父亲，冯双福协助医生反复向孩子嘱咐取精的注意事项，其间孩子一直低着头。

首次尝试并没有成功。我建议他们先去吃饭，休息一下再来。大约一个半小时后，孩子再次回来，我递给他一张纸条，他看了以后紧张情绪似乎有所缓解，随后他进入取精室。虽然花费了超过其他人一倍的时间，但最终成功取出 2.5ml 精液标本。通过实验室老师在显微镜下仔细观察、处理后，成功冷冻了两支精液标本。

最后，那张纸条又回到了我的手上。我低头看了看多出来的字，笑了。

“射精是很正常的生理行为，深呼吸，放轻松。”

“好的，取出来了，谢谢姐姐。”

冯双福表示：“尽人事，听天命，我现在把能做的都做了，医生，我们还要再来一次。”

第二次来精子库时，父子二人都放松了很多，当天再次成功冷冻两支精液标本。对于男性生育力保存，考虑未来可能采取的辅助生殖方式，我们一般建议冷冻精液标本 6 ～ 8 支。但由于孩子的肿瘤治疗的紧迫性，只能冷冻保存这 4 支。冯双福的脸上看不出情绪，或许正如他说的，只能尽人事。

后来我收到冯双福的消息：“孩子接受骨髓移植后恢复得不错，全家都很开心。”那一刻，这个 15 岁男孩当时递纸条给我的样子一下就浮现出来。

他还提到，另一个患白血病的病友也可能需要冷冻精子，希望咨询一下相关事宜。我马上回复了他：“来吧，在肿瘤治疗前做好生育力保存（精子冻存）是非常关键的一步！”

有时命运并不会每次都让我们按照顺序抽到人生的每一张牌，在 15 岁的孩子面前，生育本是下一个人生阶段的话题，可这些突然与疾病迎面撞上的孩子们却提前学习了这一课。暴风雪随时可能降临，但只有在风雪中勇往直前，才可能迎来风暴后的阳光普照。

# -13-

## 星辉“瘤”影，生命奇迹

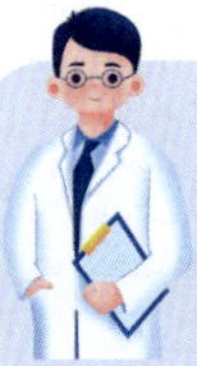

### 冷冻原因概述

胶质瘤是一种发生在大脑或脊髓的肿瘤，起源于神经胶质细胞。神经胶质细胞是支持和维护神经元的重要细胞。胶质瘤可能会影响大脑中的神经元功能，导致男性患者出现性欲减退、勃起功能障碍和射精障碍等，从而影响男性生育能力。因此，对于已确诊或疑似患有胶质瘤的男性患者，建议提前进行生育力保存，待日后有生育需求时借助辅助生殖技术实现生育愿望。

“医生，您还记得我吗？”听到这句话，正在接待捐精志愿者的我抬起头，望向面前这位男士。他面露笑容，怀中抱着一个约 1 岁大的孩子，旁边站着一位笑盈盈的女士。我略有些疑惑，但随即认出了他：“您是……您是李明！噢，我想起来了，您恢复得太好了！孩子都这么大啦！”

思绪回到几年前，我刚刚入职人类精子库，尚未经历过这里的悲欢离合。一天，我刚到岗，就看到李明（化名）坐在精子库的走廊中，手中握着一份厚厚的诊断报告单。经过与他沟通，我才了解到，他手中是刚刚出炉的诊断报告，他被诊断为“胶质瘤”。这个词对于他来说既陌生又沉重，如同一块巨石压在他的心头。作为家中的顶梁柱，他从未料到自己会与这样的疾病联系在一起。更为棘手的是，肿瘤不仅威胁他的生命，还可能影响他的生育能力。幸运的是，李明的胶质瘤属于Ⅰ级，在胶质瘤中恶性程度较低、预后较佳。他在与肿瘤科医生的交谈中，了解到生育力保存技术，这为他重新打开了一扇希望之门，让他在抗击胶质瘤的同时，也能为自己保留未来生育的希望。于是，他来到了精子库进行生育力保存。在经过取精、冷冻等一系列程序后，李明成功为自己的生育梦想播下了希望的种子。

经过系统的治疗，李明的病情得到了有效控制。在详细咨询肿瘤科医生和生殖科医生后，他和妻子决定启用之前在精子库冷冻的精子，借助辅助生殖技术实现他们的生育梦想。经过一系列的准备和尝试，他们的孩子终于来到了这个世界。

如今，抱着这个健康可爱的孩子，李明和妻子心中充满了感激和幸福。这个孩子不仅是他们爱情的结晶，更是他们与疾病抗争、坚持生育力保存的最好证明。

这次带着孩子重回精子库的旅程，对于李明和妻子而言，不仅是一次简单的回访，更是一次生命之旅的完美回响。

# -14-

## 文印店店主的“生命备份”

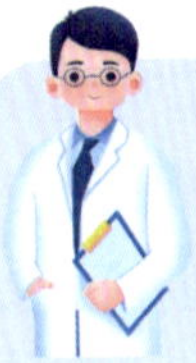

### 冷冻原因概述

鼻咽癌，这一发生在鼻咽部的恶性肿瘤，是我国头颈部恶性肿瘤中发病率较高的类型之一。其诱因复杂多样，包括EB病毒感染、遗传因素、饮食习惯及环境暴露等。对于男性鼻咽癌患者而言，放化疗虽能有效对抗癌症，却可能对患者的精子质量产生不可逆的损害。因此，鼻咽癌患者在接受抗肿瘤治疗前，进行自体精液冷冻保存成为保护他们未来生育力的重要手段。

在一所重点中学的对面，一家名为“守台图文”的文印店已存在近十年。每逢考试季，店内总是人声鼎沸，忙碌异常。店主张守台（化名）与妻子十年前从邻省来到这座城市，从一间简陋的复印室起步，历经风雨，终于将小店经营得初具规模。顾客对张守台夫妇的评价高度一致：“排版精准”“耐心细致”“价格实惠”“效率极高”。靠着辛勤打拼，夫妻二人贷款购置了一套温馨小居。然而，多年来他们始终未能迎来一个属于自己的孩子。

又至春节，家中的老人再次提起“抱孙子”的期盼。张守台和妻子默默低头，不敢直视老人焦急的眼神。

“春节后，我们去医院看看吧。”妻子轻声提议。

“好，希望新年能如愿。”张守台低声回应。

然而，春节的喜庆还未散去，一场突如其来的变故便打破了他们平静的生活。

清晨，张守台在洗漱时，突然发现鼻涕中夹杂着大量血丝。“大概最近又上火了。”他喃喃自语。

妻子却焦急万分：“这已经是最近第三次出现这种情况了，必须去医院检查！”

然而，医院的诊断结果如同晴天霹雳——张守台被确诊为鼻咽癌。一个“癌”字，瞬间将他们推入深渊。

“你们不必过于恐慌，鼻咽癌目前是可以有效治疗的……”肿瘤医院的医生耐心地向他们阐述了鼻咽癌的病因及治疗方案，并指出长期接触油墨粉尘可能是诱发张守台患病的重要因素。“考虑到你还没有孩子，后续放化疗可能会对你的生育力造成损伤。为保险起见，建议你先到精子库进行精子冷冻保存。”

第二天，在妻子的陪同下，张守台怀着忐忑的心情来到精子库。工作人员详细解答了他们的疑问，并提到，在肿瘤患者中，选择进行自精冷冻保存的鼻咽癌患者的比例相当高，尤其是像他们这样有生育需求的夫妇。

在完成冷冻前的医学检查后，张守台在一周内两次前往精子库，共成功冷冻了 7 支精液标本。随后，张守台的肿瘤治疗进展顺利，一年后复查结果显示肿瘤无复发迹象。张守台还对文印店门面进行了全面改造，增加了通风设施和环境监测设备。

当张守台夫妇再次踏入精子库时，向精子库提交了《自精使用申请单》。“此刻的心情就像是来取一笔珍贵的‘存款’。幸好当初做了这个决定。”他激动地对精子库医生说道。

# — 15 —

## 生殖细胞肿瘤患者“夺”回生育权

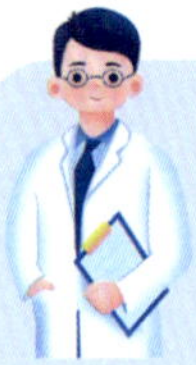

### 冷冻原因概述

睾丸混合性生殖细胞瘤是含有两种或两种以上生殖细胞成分的睾丸肿瘤。其主要治疗手段是根治性睾丸切除术，此外，还可采用化疗和放疗等，以降低肿瘤复发和转移的风险。然而，无论是根治性睾丸切除术，还是化疗和放疗，都会对睾丸内的生精小管和生精细胞造成严重且不可逆的损伤，导致精子生成障碍。因此，建议有生育需求的睾丸混合性生殖细胞瘤患者在治疗前进行精子冻存，以备将来可通过卵胞质内单精子显微注射助孕。

在一个宁静的小镇上，晓峰（化名）和雅琴（化名）这对年轻的夫妻过着平凡而幸福的生活。婚后1年，他们满怀期待地备孕，却始终未能如愿。于是，2021年，晓峰夫妇踏上了求子之路，然而晓峰却被诊断出患有“弱精子症”，其精液中的精子浓度为 $44 \times 10^6$/ml，前向运动精子（A + B）百分比为11%。这对他们无疑是个沉重的打击。尽管如此，夫妇俩并没有放弃，晓峰也一直服用提升精子活力的药物，期待着奇迹的发生。

然而，三年匆匆流逝，奇迹并没有发生。他们决定尝试辅助生殖。但是，在辅助生殖建档的检查中，彩色多普勒超声提示晓峰左侧睾丸有占位性病变。医生建议晓峰尽快前往专科医院进行诊断和治疗。

在前往专科医院就诊后，经过一系列检查，晓峰被确诊为睾丸混合性生殖细胞肿瘤。医生为他们详细解释了这一肿瘤的性质和治疗方式，但同时告诉他们，无论是进行根治性睾丸切除术，还是放疗和化疗，都会对其生精功能造成严重损伤，这意味着晓峰可能永远失去生育能力。晓峰夫妇陷入了无尽的绝望之中。

就在这时，医生的一句话给他们带来了一丝曙光：“可以考虑在治疗前先去精子库冻存精子，为以后生育留个机会。”听到这句话，晓峰夫妇仿佛抓住了“救命稻草”。于是，他们来到了精子库。在取精室中，晓峰怀着复杂的心情，通过手淫采集了精液。经过实验室工作人员的检查和处理后，他的精子标本最终在 −196℃的超低温环境中保存起来，静静地等待着被唤醒的那一天。

经历了这场磨难，晓峰夫妇更加珍惜彼此，也对未来充满了期待。虽然治疗的道路还很漫长，但他们知道，那一小管冻存的精子，承载着他们对新生命的无限希望。

# — 16 —

## 直肠癌患者的生育希望交接棒

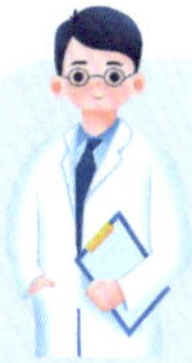

### 冷冻原因概述

结直肠癌是我国常见的恶性肿瘤之一。通过积极开展防治结合工作，我国结直肠癌患者的生存期不断延长。然而，对于男性患者而言，这一疾病本身及其治疗方式，包括手术及后续放化疗，都可能对性功能和精子质量产生不利影响，进而导致男性不育。因此，对于有生育需求的男性结直肠癌患者，在正式接受治疗前进行生育力保存尤为重要，这可以帮助他们应对可能发生的不育风险，为他们保留生育后代的机会。

“整体过程顺利，请各位老师准备好，我们约30分钟后到达！”某省精子库的张医生在微信工作群里发出这条信息。此时，他与两位同事坐在医院的救护车里，正从某肿瘤医院返回精子库。

故事要从1个月前说起。小杨（化名）是一家互联网公司的主管，刚过而立之年的他能力出众、事业有成，深得公司领导青睐。每当同事们下班后，单身的小杨总是选择留在公司加班。他总说：“要趁着年轻多拼、多挣钱。”

一天在上厕所时，小杨发现自己大便带血，以为是痔疮发作了，觉得清淡饮食就能缓解。然而，几天过去了，他的情况并未好转，反而感到全身无力，体重也开始下降。惴惴不安的小杨在哥哥的陪同下前往医院就诊。当检查结果出来时，他惊呆了——他被医生诊断为“直肠癌”。“直肠癌”这三个字如同海啸般向小杨袭来，他不敢相信自己竟会患上癌症。

“医生，请帮帮我弟弟，他还这么年轻，他还没有成家啊！”小杨的哥哥几乎哭着对医生说道。

“尽快转到省城的三甲医院吧，根据病理结果，初步判断是直肠癌Ⅱ期，尽快手术再配合放化疗等可能取得比较好的治疗效果。”医生的回答让小杨和哥哥都稍微松了一口气。

1周后，小杨住进了省城最好的三甲医院肿瘤科。术前查房时，医生建议道：“你现在还没有孩子，手术及后续的治疗可能会影响你的性功能和精子质量，建议你可以去就近的精子库先进行精子冷冻。”然而，此时小杨的身体状况已经十分虚弱，并出现了严重的贫血症状，已不便外出到精子库进行精子冷冻。情急之下，他们联系上了人类精子库的工作人员。最终，双方决定由精子库的医生发起院外取精，并申请小杨所在科室的医生协助，为其准备一间空房间作为临时取精室。

在大家的共同努力下，小杨顺利通过手淫取出精液，并第一时间交予精子库的医生。他的哥哥与医生一起返回精子库，办理后续流程。当救护车回到精子库时，精子库的其他医生已准备就绪，立即对精液质量进行评估、确定冷冻方式、添加保护剂、冷冻，整个过程用时不足 1 小时。最终，小杨成功冷冻了 3 支精液标本。

几天后，小杨给精子库的医生打来电话，告知他的手术十分顺利，目前正接受后续的化疗。他十分感谢医生为他所做的努力，为他解决了后顾之忧，让他可以安心与肿瘤“战斗”。

# -17-

## 守护未来：一位精原细胞瘤患者的生育力保存之旅

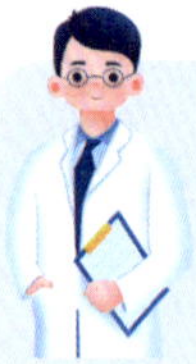

### 冷冻原因概述

精原细胞瘤起源于睾丸原始生殖细胞，是成年男性中最常见的睾丸肿瘤，占睾丸生殖细胞肿瘤的 40% ～ 50%[11]。此类肿瘤属于低度恶性范畴，目前主要治疗方法是以手术切除为主，辅以放疗和化疗等，通过上述治疗方案，患者的 5 年生存率接近 95%[12]。但手术和放化疗均会对男性生育力造成不利影响，因此，确诊或疑似精原细胞瘤的患者可提前考虑生育力保存措施，以便日后有生育需求时可利用辅助生殖技术实现生育愿望。

在一个普通的春日午后，小梁（化名）静静地坐在医院走廊中，眼神中透露出几分焦虑与不安。20 多岁的他在 2 周前因一侧睾丸突然异常肿大到当地医院就诊，随后被确诊为精原细胞瘤。

当时，由于情况比较紧急，医生建议他马上进行患侧睾丸切除术。术后，主治医生拿着术中病理结果告诉他：“精原细胞瘤虽然是一种恶性肿瘤，但其恶性程度相对较低，对放疗高度敏感，5 年存活率接近 95%。因此，不必担心有生命危险。但是，精原细胞瘤术后的放疗可能会对生育能力产生影响。”与医生交谈后，小梁决定前往精子库咨询生育力保存相关事宜。精子库的医生对小梁的病情进行了全面的评估，并向他详细解释了生育力保存的重要性和可行性，而且精子冷冻技术已经相当成熟，成功率高，且保存时间可长达数十年。听到这些话后，小梁仿佛看到了希望的曙光，他决定进行精子冷冻保存，为自己未来的生育留下一线生机。

在医生的安排下，小梁进行了取精前的准备。虽然小梁之前进行了患侧睾丸切除术，但是好在还有另一侧睾丸，小梁仍然可以通过手淫取精。最终，他成功取出精液。实验室工作人员通过检查小梁的精液发现，由于肿瘤的影响，他的精子数量已经远远低于正常标准，因此工作人员采用稀少精子冷冻技术为小梁将这些珍贵的“种子”保存在精子库中。

随后，小梁全身心投入精原细胞瘤手术后的治疗中。放疗的过程充满了挑战，但他凭借着坚强的意志和家人的支持，最终战胜了病魔。治疗结束后，小梁定期复查，病情稳定，他逐渐回归正常的生活轨道。

这次生育力保存之旅，对于小梁而言，不仅是一场与病魔的较量，更是一次心灵的洗礼和生命的重生。

# -18-

## 对抗苦难：两次罹患睾丸肿瘤患者的生殖保护选择

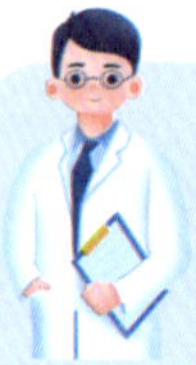

### 冷冻原因概述

临床上治疗睾丸肿瘤通常采用根治性睾丸切除术、腹膜后淋巴结清扫术、化疗及放疗等方法。睾丸肿瘤本身会影响男性的生育能力。男性拥有两个睾丸，对于单侧睾丸肿瘤患者而言，若因肿瘤手术切除一个睾丸后，精液只能由另一个睾丸产生，这会导致精子数量明显减少。另外，睾丸这一生殖器官对化疗和放疗极为敏感，化疗和放疗会严重降低精液的质量。鉴于睾丸肿瘤患者多为育龄期男性，且预后相对较好，未来有生育需求的可能性较大，因此，强烈建议睾丸肿瘤患者在治疗前进行生育力保存，即将精子冷冻保存以备将来之用。

“右侧睾丸恶性肿瘤……”36 岁的林浩（化名）盯着病理报告上这一行字，心里仿佛压了一片饱含雨水的云，沉闷得令人窒息。

林浩是一名建筑设计师，生活规律，热爱骑行。然而，3 年前在洗澡时偶然触摸到左侧睾丸有一硬块。隐隐的不安促使他前往医院就诊。超声检查后，医生神情凝重地告诉他：“可能是睾丸肿瘤，需要尽快进行病理检查。”那一刻，林浩的脑海一片空白。他正值壮年，从未想过肿瘤会找上自己。经病理学检查，确诊为“早期精原细胞瘤”。之后，林浩需要进行预防性放疗。治疗期间，脱发、疲劳等接踵而至，但他始终咬牙坚持。妻子小雯的陪伴成为他的精神支柱。几个月后，复查结果显示无异常，这场噩梦终于结束，他们的生活也逐步恢复成往日的模样。

然而，命运弄人。在今年的肿瘤复查中，林浩的肿瘤标志物异常升高，CT 扫描显示右侧睾丸出现新病灶。“右侧睾丸恶性肿瘤”的诊断彻底击垮了林浩的心理防线，他愤怒、害怕、不甘，甚至一度拒绝接受治疗。主治医师耐心地解释道：“睾丸肿瘤即便复发，也仍有治愈的希望，但需要采取更为积极的治疗措施。”他这次的治疗方案为右侧睾丸切除手术+化疗。但因切除睾丸对生育力的损伤不可逆，而林浩和妻子都有较为强烈的生育愿望，虽然 3 年前林浩在接受肿瘤治疗前已经进行精子冷冻，但现在需要切除睾丸，他们仍然希望尽可能多地保存生育力。专家会诊后决定睾丸切除手术的同时进行显微镜下睾丸切开取精术。虽然术中取出的睾丸组织质量并不理想，但好在还是成功冷冻了 2 支精子标本。

这其实是林浩第二次来到精子库。3 年前，医生已经建议他冷冻了 6 支精子标本。不知是所有的心酸已经深埋心底，还是他选择勇敢与命运抗争，这次来的时候，他依然健谈，且彬彬有礼，完全看不出是一位肿瘤患者。经过与他详细交流，我们了解到他 3 年内两次罹患肿瘤的故事。他说：“没有办法，我只能接受。如果不是这次复查发现这个病，我和妻子本来已经在备孕了，还想着如果备孕不成功，就用之前冷冻的精子做辅助生殖。”

听着他平静的声音，我好像看到他心里满满的委屈，以及他一路走来的不甘和抗争。后来，我们也了解到林浩恢复得很好。

生命力如此顽强的人，值得生活的馈赠。两次罹患肿瘤，两次都成功恢复。或许，我们之所以会被那些歌颂苦难的故事打动，正是因为平凡的人们在与苦难对抗的过程中，谱写出了生命的赞歌。

## 参考文献：

[1] 中华人民共和国国家卫生健康委员会，石远凯. 淋巴瘤诊疗指南（2022 年版）[J]. 中国肿瘤临床与康复，2023，30(3)：135-158.

[2] NATIONAL CANCER INSTITUTE. Testicular cancer [R/OL]. (2025-04-16) [2025-05-06]. https://www.cancer.gov/types/testicular.

[3] WOOD H M，ELDER J S. Cryptorchidism and testicular cancer：separating fact from fiction [J]. J Urol，2009，181(2)：452-461.

[4] GILLIGAN T，LIN D W，AGGARWAL R，et al. Testicular Cancer，Version 2.2020，NCCN Clinical Practice Guidelines in Oncology [J]. J Natl Compr Canc Netw，2019，17(12)：1529-1554.

[5] HERRINTON L J，ZHAO W，HUSSON G. Management of cryptorchism and risk of testicular cancer [J]. Am J Epidemiol，2003，157(7)：602-605.

[6] WILLIAMS L A，RICHARDSON M，MARCOTTE E L，et al. Sex ratio among childhood cancers by single year of age [J]. Pediatr Blood Cancer，2019，66(6)：e27620.

[7] PAPAKONSTANTINOU E，ATHANASIADOU K I，MARKOZANNES G，et al. Prognostic factors in high-grade pediatric

osteosarcoma among children and young adults: Greek Nationwide Registry for Childhood Hematological Malignancies and Solid Tumors (NARECHEM-ST) data along with a systematic review and meta-analysis [J]. Cancer Epidemiol, 2024, 90: 102551.

[8] STELIAROVA-FOUCHER E, COLOMBET M, RIES L A G, et al. International incidence of childhood cancer, 2001-10: a population-based registry study [J]. Lancet Oncol, 2017, 18(6): 719-731.

[9] PALLOTTI F, PELLONI M, FAJA F, et al. Semen quality in non-Hodgkin lymphoma survivors: a monocentric retrospective study [J]. Hum Reprod. 2021, 36(1): 16-25.

[10] DELESSARD M, SAULNIER J, RIVES A, et al. Exposure to chemotherapy during childhood or adulthood and consequences on spermatogenesis and male fertility [J]. Int J Mol, 2020, 21(4): 1454.

[11] EBLE J N, SAUTER G, EPSTEIN J I, et al. World Health Organization Classification of Tumours. Pathology and Genetics of Tumours of the Urinary System and Male Genital Organs [J]. IARC Press, 2004.

[12] Horwich A, Shipley J, Huddart R. Testicular germ-cell cancer [J]. Lancet, 2006, 367(9512): 754-765.

# 第二章
# 男性不育与精子冷冻

## -19-

## 染色体缺失下的生育力保卫战

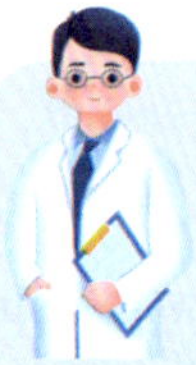

### 冷冻原因概述

Y 染色体无精子症因子（azoospermia factor，AZF）缺失是男性 Y 染色体长臂上控制精子发生的 AZF 区域的片段基因组缺失，主要包括 AZFa 区缺失、AZFb 区缺失和 AZFc 区缺失。其中，AZFc 区缺失是最常见的类型，临床表现为严重少精子症或无精子症。AZF 缺失的发生率在一般人群中约为 4%，在无精子症患者中为 10% ～ 15%[1]。尽管部分 AZFc 区缺失患者早期精液中可查见精子，但是随着年龄的增长，精子的数量和质量仍会进行性下降，甚至可能发展为无精子症。由于此类患者睾丸组织可能存在局部生精灶，因此，可以通过显微睾丸取精术寻找睾丸精子冷冻保存联合辅助生殖技术实现生育。

如果没有在精子库工作，我或许永远无法体会一个无精子症患者家庭生娃路上的艰辛。

依稀记得，那是在寒冷的冬天，一个寻常的周五手术日，有3台显微睾丸取精术。随着睾丸组织的取出，我们实验室找精子的工作也在忙碌中有序开展。第一例患者的睾丸组织中没有查到精子，第二例患者也没有，终于，到了第三例患者……

“嘟嘟嘟……”电话接通了。

“请问是王明的家属吗？”

“是的。”

“找到精子了，请问……”我话音未落，电话那头的女人早已泣不成声。

第一次遇到这样的情况，我当时完全愣住了。过了一会儿，她好像整理好了心情，说：“医生，谢谢您，谢谢您，我们要冷冻保存，全部冷冻保存。”

挂掉电话后，我内心五味杂陈。于我而言，这只是一份寻常的标本，但对于这个家庭来说，这个消息他们等了太久，一句“有精子”承载着最后的希望。

第二天，王明（化名）出院，来到精子库办理相关手续，跟我们讲起了他的故事。

10年前，夫妻俩还在为生活打拼，想着晚一点再生育。5年前，夫妻俩开始备孕，屡战屡败，在尝试过各种“土方子”后，一直未能如愿以偿。2年前，王明在其他医院查出精子浓度较低，需通过辅助生殖助孕。但由于医疗费用较高，夫妻俩计划这两年攒攒钱再做辅助生殖。

2年后，一张“无精子症”诊断书，犹如晴天霹雳，击碎了夫妻俩的全部信心。并且，Y染色体微缺失检测结果显示AZFc区缺失。“医生，是不是弄错了，我怎么可能是无精子症？我前两年做检查，精液中还有精子的。”这也是 Y 染色体 AZFc 区缺失患者最常提出的疑问。明明几年前、几个月前精子浓度只是比正常人低，怎么一下子就成“无精子症”了，很多患者都无法接受，甚至怀疑检测的准确性。

“Y 染色体 AZFc 区缺失就是这样，精子数量和质量会随着时间的推移进行性下降，甚至有可能发展为无精子症。”医生说到这儿，夫妻俩都非常后悔，后悔没有早点儿要孩子，后悔没有早点儿做辅助生殖，后悔没有早点儿冻存精液……但世上没有后悔药啊！

好在这次显微镜下睾丸切开取精手术还比较成功，尽管只成功冻存了 1 支标本，共 10 条精子。签完协议，夫妻俩欣慰地离开了。几个月后，王明夫妇在我院生殖中心成功复苏这唯一的 1 支标本，并做了卵胞质内单精子注射（第二代试管婴儿），获得一枚优质胚胎。胚胎移植后成功临床妊娠，王明的妻子次年顺利诞下一个宝宝。

王明夫妇是幸运的，但又有多少不幸的故事在其他地方上演，有多少人对于生育力保存还完全不了解？王明如果早点儿知道自己的精液质量会越来越差，或许可以不用手术。很多事情，真的要为自己留有余地，或许这就是生育力保存的意义吧！

# -20-

## 单精子冷冻技术，为隐睾术后男孩生育力保驾护航

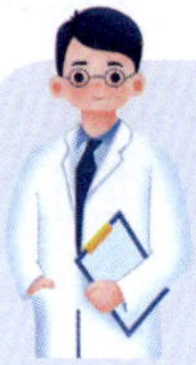

### 冷冻原因概述

隐睾是指一侧或双侧睾丸在发育过程中不能降入阴囊，而停留在腹股沟管或腹腔的一种男性生殖系统疾病，通常发生在新生儿和婴幼儿时期，出生后的 6 ～ 12 个月内手术是首选治疗方法，否则可能诱发睾丸肿瘤或影响睾丸的生精功能，甚至导致无精子症。成年以后的隐睾患者，若精液中查见精子，可行自体精液冷冻保存，若精液检查未查见精子，可行显微镜下睾丸切开取精术寻找睾丸精子进行生育力保存。

青春期的男孩散发着蓬勃的朝气和无尽的活力，对世界充满了好奇和探索欲，当然，对于自身发育也开始格外关注。15 岁的朱梓翌（化名）声音逐渐变得低沉，喉结也逐渐凸显，长出一些稀稀疏疏的胡须和阴毛，他慢慢意识到自己真的长大了！是的，这些明显的第二性征出现是他逐渐性成熟的标志。“你们竟然有两个蛋蛋？！我只有一个啊！”在一次无意间和同学的聊天中，梓翌发现自己与其他男孩不一样。在单亲家庭中长大的梓翌的成长历程中，父亲这一角色始终缺席。但随着青春期的到来，

他在面对一些问题时，开始感到尴尬，不好意思与母亲交流。

“妈妈，我可能生病了，需要去医院检查一下。”他终于还是把这种“与众不同”的情况告诉了妈妈。最终，妈妈带他去医院就诊。超声检查提示腹腔中发现右侧睾丸且位置较高，左侧睾丸位于腹股沟外环口阴囊上部，诊断为“右侧隐睾（腹腔内型）和左侧睾丸下降不全”。医生告诉他们：“睾丸是男性生殖系统中的重要组成部分，它不仅能产生精子，还能分泌雄性激素，正常情况下，两个睾丸左右各一，位于阴囊内。一侧或双侧睾丸在发育过程中未能正常降至阴囊内，而停留在腹股沟管或腹腔，称为‘隐睾’，患者阴囊内没有睾丸或只有一侧睾丸，临床上也称‘睾丸下降不全’或‘睾丸未降’。”

隐睾患儿一般在出生后的 6 ～ 12 个月内手术治疗，否则有癌变和无精风险。隐睾患者的睾丸肿瘤发病率是普通人的 2.5 ～ 20.0 倍，腹腔内隐睾的恶变率更高[2]。梓翌的隐睾发现得相对较晚，确诊后经过两次腹腔镜睾丸下降固定术，终于将双侧睾丸勉强降至阴囊内，这时梓翌已年满 18 岁。隐睾可能严重影响睾丸的生精功能，导致生育力下降。正常男性一次射精精液内一般至少含有 3900 万条精子，而梓翌的精液通过离心后才发现 20 多条精子，临床上将这种新鲜精液制备的玻片中没有精子，但在离心沉淀团中可观察到精子的精液异常称为“隐匿精子症”，可见梓翌的隐睾已经严重影响睾丸的生精功能。庆幸的是，他最终在人类精子库通过单精子冷冻技术保存了 3 支单精子标本，以备未来通过辅助生殖技术实现生育梦想。

隐睾对患者的生殖系统发育和健康有着极大的影响，甚至可能引发睾丸肿瘤或导致睾丸生精功能障碍，影响生育能力。随着科普宣教的加强，希望越来越多的隐睾患者在 1 岁前就能得到及时有效的干预治疗，希望梓翌的故事不再重演！

# -21-

## 腮腺炎后不育患者的“显”中求生

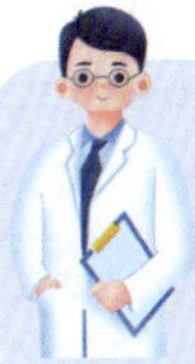

### 冷冻原因概述

流行性腮腺炎病毒感染所致的腮腺炎可引起腮腺疼痛和肿大。但许多人不了解的是，腮腺炎病毒也可累及睾丸，尤其是在儿童和青少年中，可能引发睾丸炎症，导致男性生育力降低。

许多人18岁的关键词是“青春”“奋斗”“活力”和“收获”，但对于王军（化名）而言却并非如此。

2006年，王军正在积极备战高考。时值寒冬，班里许多同学都患上了感冒，咳嗽声此起彼伏，但大家似乎都已习惯。流感肆虐，却无法阻止这群孩子奔向未来的脚步，每个人都希望能在六月交出一份满意的答卷。清晨，王军起床时发现自己的扁桃体肿痛，起初他并未在意，想着自己大概是感冒了，下午去校医室拿点药，这最关键的时刻可不能放松。然而，在第三天晚自习时王军发起高烧，在班主任的强烈要求下，同学陪着他到医院就诊。经过检查，医生确诊王军得了腮腺炎，需要输液并隔离。但在家隔离的第二天，王军发现自己的两颗“蛋蛋”开始疼痛。初时，王军觉得难以启齿，也不知道腮腺炎和睾丸疼痛有什么必然联系，所以并未和父母提及此事。过了两天，疼痛加剧难以忍受，他才主动就医，被确诊为“腮腺炎合并睾丸炎”。经过数天输液抗感染治疗后，王军的睾丸疼痛逐渐消失，再次投入紧张的备考当中。

时光匆匆，一晃十余年，此时的王军已经研究生毕业，在一家国企工作，并且已经结婚。他和妻子非常期待能有一个孩子。但是，婚后两年他们都没有等到新生命的到来。于是，夫妻二人怀着忐忑的心情来到医院检查，结果显示，妻子的各项检查指标都正常，但王军被告知“精液中未查见精子”。医生告诉他，这是“无精子症”。顿时，王军觉得天仿佛都塌了下来。他拿着报告坐在医院长廊的椅子上，一时不知何去何从，不知该如何面对妻子，他仿佛被一座大山压得喘不过气来。

“怎么会这样？还有办法治疗吗？”回到家中，妻子看着报告问。“我……我不知道，对不起，我连累你了。”王军垂着头，像个无助的孩子，此时他的心里既难过又愧疚。“你在说什么？我们是夫妻，无论什么事我们都要一起面对，明天我们再去市里找医生，看看有什么解决办法。”

然而，复查结果让他们的希望再次破灭。报告单上的几个字“离心后仍未查见精子”如同一根钢钉深深地扎进了王军的心里。

“医生，我怎么会得无精子症呢，我家里人都很健康，我平时生活也很检点，我没办法有自己的孩子了吗？”王军带着绝望询问医生，但更像是一种倾诉。医生询问了王军的病史，并给出了专业的答复。

原来，十几年前的那次腮腺炎病毒感染让王军患上严重的睾丸炎，炎症引发睾丸组织纤维化和萎缩，生精功能逐渐下降。在医院检查时，他的双侧睾丸体积都仅有 3ml。

“对于您想要自己的孩子这件事，也不是完全没可能。”医生告诉王军，“通过显微镜下睾丸切开取精术可能找到活动精子，再结合卵胞质内单精子注射技术，也就是第二代试管婴儿技术……”医生给王军夫妻详细地介绍了显微镜下睾丸切开取精术的原理和手术须知。二人听着医生的话，黯淡的眼神中出现了欣喜的光芒。

2023 年的一个早晨，王军被推进了手术室。手术室外，他的妻子焦急地等待着。时间似乎在此刻变得极为缓慢，慢到让她能够听见自己一次又一次的心跳声。终于，约 20 分钟后，她的手机铃声响起，“你好，是王军的家属吗？我们在您先生的睾丸中发现了精子，可以冷冻。”妻子激动得热泪盈眶。当天，在手术医生和实验室老师的配合下，成功为王军冻存了 4 支睾丸组织悬液。

3 个月后，一份《自精使用申请单》从生殖医学中心转交到精子库。当天，通过卵胞质内单精子注射技术，王军的精子被注射到妻子的卵细胞内。2023 年 11 月，胚胎成功移植并实现临床妊娠。

后来，医生收到王军发来的消息：“医生，谢谢你们！是你们的专业和努力带给我这份专属的幸福，让我的家庭和人生更加圆满。”

## —22—

## 射精困难真的只能通过睾丸 / 附睾穿刺取精吗？

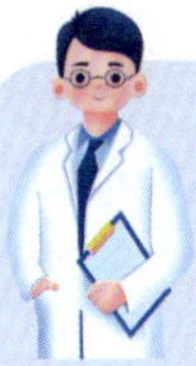

### 冷冻原因概述

射精困难属于射精功能障碍的一种。与勃起功能障碍不同，射精困难的患者能够实现充分的勃起，也能达到足够的硬度以完成插入，但达不到射精的阈值，无法获得性高潮和完成射精。射精困难患者难以实现自然妊娠，如想生育，多采用辅助生殖技术，常规手淫也难以取出精液，但特殊体位下可能完成射精。目前，该类患者可以通过保存特殊体位射出的精液来实现生育。

“医生，他是什么问题啊？我们结婚 3 年了，他没有一次正常射精！”赵莉（化名）担心地向医生问道。“不要乱说，我射过精！”朱平（化名）马上反驳。经过耐心地询问，生殖男科门诊医生终于明白了事情的全貌。

朱平夫妇 27 岁结婚，距今已有 3 年。婚后二人在性生活中无论使用何种姿势，朱平都无法完成阴道内射精。但其实朱平有过射精经历，大学期间，他偶然发现用阴茎摩擦桌角偶尔能实现射精，但因方式异于常人，故从未向他人提及。而且这个方法也不能保证每次都成功射精，大约每 3 次才能成功 1 次。起初二人羞于就医，觉得朱平是“勃起功能障碍”，于是自购了西地那非，但服药后即便朱平阴茎持续勃起超过 1 小时也无法射精。3 年过去了，二人生育压力逐渐增大，都觉得不能再耽搁，于是到医院寻求帮助，便出现了开头那一幕。

了解朱平的情况后，门诊医生给出两个建议：①若二人生育需求急迫，可通过“睾丸 / 附睾穿刺取精联合体外受精 – 胚胎移植”实现生育；②若目前尚可等待，可以尝试特殊体位多次射精进行自精保存，视精液质量选择人工授精或者体外受精 – 胚胎移植。由于朱平害怕睾丸 / 附睾穿刺的疼痛，赵莉对体外受精 – 胚胎移植也有顾虑，二人商量后决定先尝试自精保存＋人工授精。

自精保存期间，门诊医生安排朱平进行了5次负压吸引物理治疗，虽然没能让朱平实现阴道内射精，但大大提高了特殊体位射精的成功率。朱平一个月内特殊体位取精5次，4次成功取到精液，除1次精液样本被污染外，其余3次精液质量都不错，最终冻存了10支精液样本。完成精液冻存的同时，赵莉也同步完成了人工授精的准备，在第三次人工授精时成功受孕，以自然分娩的方式迎来了一个可爱的宝宝。

射精困难对自然妊娠的影响较大，随着自精保存技术的成熟，部分射精困难患者可以借助该技术实现生育。

# 23

## 罕见的是病，不是人

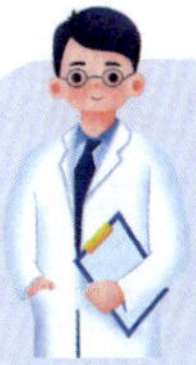

### 冷冻原因概述

IHH（isolated hypogonadotropic hypogonadism）是一种先天性遗传性疾病，全称为特发性低促性腺激素性性腺功能减退症，是因下丘脑促性腺激素释放激素（gonadotropin-releasing hormone，GnRH）缺乏，导致促黄体素（luteinizing hormone，LH）和促卵泡激素（follicle-stimulating hormone，FSH）分泌不足，而出现以青春期性发育部分或完全缺失为主要特征的一种疾病。IHH患者的生育问题较为棘手。本例男性患者因备孕1年无果，于2022年4月前来就诊，最终确诊为IHH、无精子症。GnRH脉冲治疗通过模拟人体生理状态下的 GnRH 脉冲分泌，刺激垂体分泌 LH 和 FSH，促进性器官发育，尤其是生成精子，从而孕育后代。在临床医生的指导下，本例患者接受 GnRH 脉冲治疗近 1 年后，精液中查见精子，并成功冷冻 3 支精液标本作为孕育后代的备份，同时在治疗期间坚持自然备孕，经过半年备孕，最终成功。

小康（32 岁）和妻子小刘（27 岁）结婚 1 年多，感情甜蜜，从未采取过避孕措施，积极备孕，但妻子始终没怀上。夫妻二人有些着急，考虑去正规医院进行检查。经过前期咨询，妻子到生殖内分泌科就诊，并进行相关检查，检查结果显示妻子一切正常，可以正常备孕。小康到生殖男科就诊，医生询问了他的就诊目的后，对其进行查体，发现小康的两侧睾丸体积均约为 8ml，小于正常成年男性（正常成年男性睾丸体积＞ 12ml）。之后，医生为小康开具了其他相关检查，包括精液常规检查和性激素检查等，精液检查结果提示“原液及离心后未查见精子”。检查结果对于小康而言犹如晴天霹雳，他陷入无尽的愁苦中。忆起婚前，由于夫妻二人忙于工作，并自认为身体状况良好，未做婚前检查，这是第一次进行精液检查。看到周围的邻居、朋友都是很顺利地结婚、怀孕、生子，根本未曾料想到自己会出现这种情况。更为糟糕的是，小康的性激素检查中 LH 和 FSH 均低于正常值。医生详细询问小康的病史，结合各项检查结果，最终确诊小康为“IHH、无精子症”。医生为小康详细解释了什么是 IHH，考虑小康的年龄不算太大、睾丸基础发育也不算太差，并且已婚、有生育需求，认为他有希望通过规范治疗生成精子，因此建议他进行GnRH脉冲治疗。医生告诉小康："GnRH脉冲治疗不会影响你的生活和工作，只需要每1～2个月来医院复查一次，好好配合医生，是有非常大的希望成功孕育后代的，千万不能放弃。"小康在与妻子、父母商量后，决定听从医生的建议，接受GnRH脉冲治疗。

经过3个月的治疗，小康的睾丸体积已经增长至9ml，精液中也查见精子（离心后查见1个A级、2个B级精子），全家人都替小康高兴，一扫之前的阴霾。看见了希望，小康夫妻心情也慢慢变好，也更加坚定了继续治疗的决心。8个月后复查，小康的精液质量更好，精子浓度达到了$4.0 \times 10^6$/ml，睾丸体积也增长至11ml。经过GnRH脉冲治疗，小康的病情在朝着好的方向发展，从最初的"无精子症"诊断改为"少精子症"。

当小康接受GnRH脉冲治疗近1年时，他的精液质量也达到可以进行冷冻保存的标准，当天接诊的医生建议小康可以一边冷冻保存精子，一边尝试自然备孕，为孕育后代做双重准备。小康听从医生的建议，在了解精子冷冻保存的相关流程和完善冷冻前检查后，冷冻保存了3支精液标本，同时开始备孕。他仍然按时到医院复查，随着时间的推移，他的身体变化越来越明显，精力也越来越旺盛。终于，在GnRH脉冲治疗1年多后，小康妻子怀孕了。小康再次复查时告诉了医生这一好消息，万分感谢科室医护人员对自己的鼓励和帮助。医生还告知小康："现在你已完成生育目标，以后就无须带泵治疗，仅需对症治疗。而且你已经冷冻保存了精子，以后如果想再生育都是可以的！"

坚持就是胜利，付出总有回报！IHH——罕见的是病，不是人！

# -24-

## 飞来横祸终究没能打败我

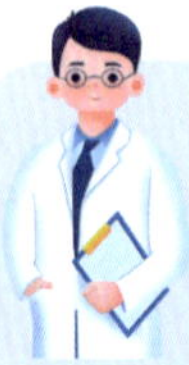

### 冷冻原因概述

隐匿精子症是临床上导致男性不育的常见疾病之一，患者睾丸中可能存在局灶性的精子发生区，所以可能在精液中查见精子，且时有时无。若直接进入辅助生殖周期，在女方取卵日有可能出现男方精液中找不到精子的情况。因此，通过单精子冷冻技术保存精子可以有效避免此类情况的发生。

“还记得你说家是唯一的城堡，随着稻香河流继续奔跑……”音响里正放着音乐，李先生驾着车，带着怀孕的妻子奔驰在回家的路上。路旁的树飞快地向后退去，阳光正好，离家越来越近。“砰”的一声，所有的喜悦和幸福仿佛都在这刻静止了。一场车祸，让这个幸福的家庭如同车窗玻璃般破碎了。李先生努力地睁开眼睛，隐约看见周围的人越来越多，无数的呼喊声提醒他坚持住，别睡。终于，在与死神的赛跑中他赢了，然而，车祸让他失去了左侧睾丸，并伤及了右侧睾丸，妻子也在这次车祸中流产了。这一年，他 27 岁。

经过漫长的后期康复治疗，在家人的陪伴下，李先生的生活也逐渐回归平静。但在后续的检查中发现，他的精液中没有找到精子。没有精子，意味着他再也不能生育了，平静的生活再次掀起了涟漪。李先生在多方打听后得知我院生殖男科建立了较完善的无精子症诊疗体系，于是怀着忐忑的心情前来就诊。令人激动的是，在这次送检的精液中找到了1个A级、3个D级精子。李先生被确诊为"隐匿精子症"。医生告诉李先生，他的精子会时有时无，建议他及时将精子进行冷冻保存，再通过辅助生殖方式生育自己的宝宝。终于，在3次精子冷冻后李先生成功保存了8条活动精子。

李先生的首次冷冻沟通不是我负责的，但在后续沟通中，他向我讲述了他的经历：从车祸、妻子流产到他失去了左侧睾丸。我能感受到他的无奈，没有精子的噩耗几乎让他放弃了生育宝宝的希望。而这次的单精子冷冻成功，仿佛一束光穿透了阴暗的乌云。我从他的眼中看到了一丝坚毅，那是面对横祸的不放弃。

其实，对于李先生这样的隐匿精子症患者，及早进行生育力保存是非常有必要的。单精子冷冻技术可以很好地实现这一目的。那何谓单精子冷冻呢？通俗来讲，就是借助显微操作系统，在显微镜下将精子一条一条地抓取到特制的载体上，然后放在液氮（−196℃）中冷冻保存。当患者有生育需求时，将冷冻的精子进行解冻，通过卵胞质内单精子注射技术来生育自己的后代。这种方法可以较大程度地降低女方取卵日男方无精子可用情况的出现。单精子冷冻技术最早由美国的COHEN教授团队于1997年提出，他们使用空卵透明带保存精子[3]。2016年，国内诞生了第一例单精子冷冻技术试管婴儿。

李先生是不幸的，但同时也是幸运的。正如奥斯特洛夫斯基在《钢铁是怎样炼成的》一书中所描述的那样："生活，有时就是这样变幻莫测，忽而乌云密布，忽而又阳光灿烂。"每个人的一生不会总是一帆风顺，总会经历些许的不幸。面对困境，我们要有战胜它的勇气，正如李先生一样，眼神中透露着坚毅。

# -25-

## 丢失的基因，丢失的精子

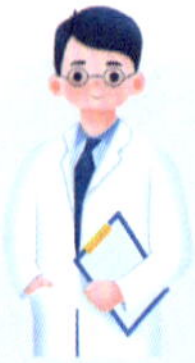

### 冷冻原因概述

Y 染色体 AZFc 区缺失是一种先天性的染色体结构异常。AZF，即无精子症因子，与精子的产生和成熟有着密切的关系，当 AZF 存在缺失等结构异常时，可能导致生精功能受损。AZF 缺失以 AZFc 区缺失最为常见，此类患者的临床表现多样，可表现为少精子症或无精子症。AZF 缺失的患者存在精子质量进行性下降的风险，因此，如果在确诊此类疾病时患者仍有精子产生，建议其尽快进行生育力保存。此外，AZF 缺失可遗传给男性后代，进而导致其生育功能受损，故对于此类明确男性后代会发病的情况，在国家生殖伦理范围内可以通过胚胎植入前遗传学检测（第三代试管婴儿）技术选择生育女性后代来规避遗传风险。

“精子浓度就只有零点几，怎么会这样呢？”电话这头的小张（化名）看着自己的精液检测报告，百思不得其解。此时，与小张通话的是还在楼上排队做妇科检查的妻子，她也觉得一头雾水。5 年前，小张的妻子因宫外孕做了手术，之后就迟迟怀不上宝宝，她一直觉得是自己的问题。这次来医院检查，妇科医生建议小张也同时进行生育力评估。这就有了开头这段对话。

小张觉得虽然 5 年前妻子是宫外孕，但毕竟怀过孕，自己也没有不良嗜好，这“触目惊心”的报告单究竟是怎么回事呢？带着疑虑和不解，小张再次走进诊室。男科医生仔细评估小张的情况，发现小张没有发育问题，否认感染史和手术史，且之前有明确的致孕史。考虑精子质量存在波动性，医生建议：“规律作息、健康生活，1 个月后复查。”听了医生的建议，小张想到自己最近经常加班，确实熬夜次数较多，说不定回去休息一下就好了呢，一直悬着的心有些放了下来。

接下来的 1 个月，小张不熬夜了，还坚持每天跑步。一段时间的健康生活让他觉得精气神儿都变好了。很快到了复查的时间，小张感觉这次复查应该没问题。然而，当他再次拿到报告单时，宛如晴天霹雳。他连忙拿出 1 个月前的报告单，两相对比，精子浓度分别为 $0.5\times10^6$/ml 和 $0.4\times10^6$/ml，几乎没什么差别，这下小张慌了神，急忙再次咨询医生。这次医生诊断为“重度少精子症”，需要进行更多检查项目来评估其病情，尤其是“Y 染色体微缺失”检测。两天后，检查结果提示：Y 染色体 AZFc 区 *sY*254、*sY*255 缺失。小张也了解到这是自己的基因出了问题，但他不能理解为什么之前妻子能怀孕。医生解答了小张的困惑，告诉他 AZFc 区缺失是一种相对比较常见的导致精子质量严重下降的基因异常，这类人群的精子质量表现参差不齐，有的人可能有一定数量的精子，甚至可能自然生育，而有一部分人可能完全没有精子。小张之所以几年前和妻子意外怀孕（宫外孕），是因为 AZFc 区缺失的患者存在精子质量随年龄增长显著下降的风险，很有可能几年前小张的精子质量优于现在。此外，鉴于小张目前精液中仍有精子，医生建议可尝试辅助生殖技术生育，且考虑女方可能也存在不确定因素，建议其尽早将精液中的精子做冷冻保存，以免未来精子质量进一步下降。同时，医生也告知小张，Y 染色体 AZF 缺失可能遗传给男性后代，目前已经可以通过“第三代试管婴儿”技术选择生育女性后代来避免这类遗传问题。听了医生的讲解，小张感觉自己一下子接收到的信息量有点大，还不能完全理解，但有一点是明确的，趁着自己还有精子，先冷冻保存。

接下来，小张前往精子库顺利进行了精子冷冻保存，之后他和妻子又前往遗传科进行了遗传咨询，最后选择采用“第三代试管婴儿”技术生育一个女孩。尽管第一次的试管婴儿尝试失败了，但是第二次的胚胎移植很成功，经过怀胎十月的等待，小张终于迎来了一个健康的女儿。

## 26

## 错过了“春华”，弥补了“秋实”

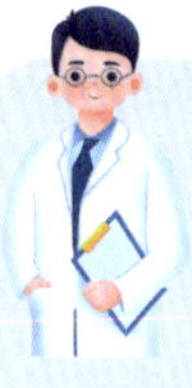

### 冷冻原因概述

特发性低促性腺激素性性腺功能减退症（isolated hypogonadotropic hypogonadism，IHH）是由下丘脑促性腺激素释放激素（gonadotropin-releasing hormone，GnRH）神经元功能受损，GnRH 合成、分泌障碍，导致垂体分泌促性腺激素减少，进而引起性腺功能不足的疾病。本病青春期前起病表现为性发育部分或完全缺失，成年期起病则多表现为性腺功能减退或不孕不育。当 IHH 患者有生育需求时，可采用人绒毛膜促性腺激素（human chorionic gonadotropin，hCG）联合人绝经期促性腺激素（human menopausal gonadotropin，hMG）治疗，当查找到精子后，应该及时进行精子冷冻保存。

“医生，这是有精子了吗？”小陈（化名）指着精液检查报告备注的那行小字一字一句地读出来，“查见 A 级精子 2 个，B 级精子 5 个，C 级精子 7 个，D 级精子 13 个。”

“是的，有精子了，数量还很少，革命尚未成功，我们还需继续努力！”我轻声应道，由衷地为小陈感到开心。

“谢谢，谢谢您……”小陈激动得泣不成声，用报告挡住脸，不想让我看到他的窘态。

一年半前，小陈第一次来到我的门诊时，那青涩稚嫩的脸庞很难让人猜到他已经 30 岁了，他是因为结婚两年妻子还没怀孕来就诊的。一系列检查后，小陈被确诊 IHH，且精液中未查见精子。我详细地向他介绍病情，一个又一个没听过的名词让他不知所措，终于听到我说出“可治疗”3 个字时，他才长舒一口气。

“hCG + hMG”的经典治疗方案用在小陈身上，一治就是一年半。其间，他的男性化特征逐渐出现，睾丸也在发育，但精液中却迟迟未见精子。治疗一年后，连续 5 次精液检查均未查见精子，小陈有些动摇了。“再坚持坚持，快胜利了！”我鼓励道。皇天不负有心人，终于在第 6 次精液检查时查见了精子。

“医生，我下一步怎么做呢？”小陈迫不及待地问道。

“当然是继续治疗，让你产生更多精子，最好能保存一部分。”我答道。

小陈听后点点头，信心倍增。后续治疗非常顺利，小陈的精子总数一度达到 3000 多万，也听从我的建议到人类精子库冷冻了数支精液标本。再后来，小陈专程来医院告诉我妻子怀孕的喜讯，恭喜他的同时，我问他冻存的精子是否还留着，他腼腆地说：“留着呗，这可是我努力的成果，万一以后再要宝宝还能用得上呢！”

春华易逝，秋实可追，希望更多的“小陈”都能得偿所愿！

# —27—

## “男”言之隐

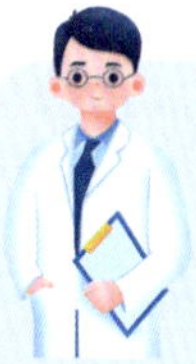

### 冷冻原因概述

男性性功能障碍包括性欲低下、勃起功能障碍、射精功能障碍（如早泄、延迟射精、不射精、逆行射精）等。

男性性功能障碍可能会影响正常的性行为和生殖过程，性生活不和谐可能会使夫妻双方逃避性生活，减少性爱次数，从而降低受孕概率。此外，性功能障碍还可能引起男性心理压力大、焦虑和抑郁等问题，进一步影响性行为和受孕。由性功能障碍导致不育，又急于解决生育问题的男性患者可以选择先将精子冷冻保存，再联合辅助生殖技术实现生育。

林阳（化名）的生活如同一台不断加速的跑步机，他在上面奔跑着，却始终难以按下暂停键。38 岁的他，头发渐显稀疏，皱纹也在不知不觉中爬上了眼角。他的身材也因为久坐办公室、缺乏运动而变得臃肿。那个曾经在大学校园里风靡一时的运动健将，如今只能在旧相册中寻找过去的影子。

多年职场拼搏终于让林阳坐上了销售经理的位置。这个职位不仅带来了更高的薪酬和更宽敞的办公环境，也伴随着更大的责任和压力。每天，他都要应对客户的挑剔、竞争对手的挑战及团队内部的协调。加班成为常态，熬夜似乎已经成为他生活的一部分。每当夜深人静时，他才拖着疲惫的身躯回到家中，而妻子早已熟睡。他们结婚已经 8 年，但一直没有孩子。双方父母的催生话语不绝于耳，让他们倍感压力。林阳内心深处也一直渴望成为父亲，但现实却让他力不从心。

随着时间的推移，林阳逐渐察觉自己的身体出现了问题。他发现在夫妻生活中自己的生殖器可以正常勃起并性交，但无法射出精液。起初，他还认为这是自己“持久力强”的表现，但随后意识到这是一种病。这个难言之隐让他痛苦不堪，自信心和自尊心瞬间崩塌，夫妻之间的亲密时刻变得尴尬而痛苦。他害怕面对妻子的失望和不满，更担心因此失去男性的尊严和价值。

近期，双方父母的催生愈发频繁，每一次通话都像是在提醒他的责任和无能。在一次深夜长谈中，妻子小莉（化名）泪眼婆娑地告诉他，不管发生什么，她都会支持他，鼓励他去寻求医生的帮助。

面对性功能障碍这一问题，许多男性难以启齿。在医院里，林阳紧张地坐在诊室中，吞吞吐吐地向医生描述着自己的情况。经过一系列的问诊和检查，林阳被诊断为“不射精症”。不射精症指的是在性生活中男性阴茎可正常勃起并进入阴道，可长时间性交且不疲软，却无法射精的疾病。不射精症通常会导致男性不育症，约占性功能障碍所致不育的 72%[4]。可以根据是否有遗精史或手淫排精史将不射精症分为功能性不射精症与器质性不射精症两类。功能性不射精症约占不射精症的 90%[5]。幸运的是，林阳属于功能性不射精症。医生为林阳提供了专业的建议和治疗方案，包括心理及性教育治疗、性行为治疗、药物治疗和真空负压物理治疗，并鼓励其妻子配合治疗，以减轻他的压力、焦虑，以及改善症状。经过数次真空负压物理治疗后，林阳的病情有所好转，虽然在夫妻生活中仍不能射精，但有时手淫能排出精液。为了满足林阳夫妇的生育需求和双方父母的期望，医生建议他尝试手淫取精，并将取出的精子冷冻保存，联合辅助生殖技术实现生育。

于是，林阳夫妇踏入了精子库的大门。在妻子的鼓励下，林阳开始尝试手淫取精。在经过一次失败后，林阳在第二次时成功地取出精液。经过实验室处理后，林阳的精液被成功冷冻保存。最终林阳一共冷冻了 8 支精液标本，这是林阳夫妻未来孕育孩子的希望所在。

2 个月后，林阳和妻子在医院利用他冷冻的精子开始了他们的“生育之旅”。虽然前路未知，但他们心中充满希望和动力。他们相信，只要携手努力，就没有克服不了的困难。

随着工作和生活压力的增大，性功能障碍发生率逐年增加，尽管这是一个比较私密和敏感的话题，但不应被忽视，它可能影响患者及其家人的生活质量和身心健康。由性功能障碍导致不育且生育需求迫切的男性患者可以选择冷冻精子，并联合辅助生殖技术实现生育。

# 28

## 隐匿的“星火”

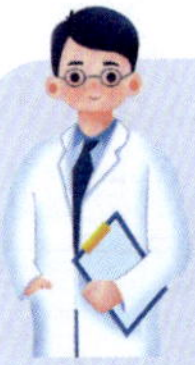

### 冷冻原因概述

众所周知，男性的染色体核型为46，XY。Y染色体是男性特有的性染色体。Y染色体长臂存在与精子发生相关的区域，若该区域缺失，可能导致精子发生障碍。Y染色体c区缺失是临床中Y染色体缺失最常见的类型，患病率占Y染色体缺失的80%以上[6-7]。这类患者大多会出现严重少弱精子症或隐匿精子症，导致生育障碍，可通过微量精子冷冻保存生育力。

“您的结果出来了，今天可以做单精子冷冻，给您冷冻了9条精子，这是您的冷冻报告。”精子库实验室的老师一边说着，一边将冷冻报告递给他。“真的可以冷冻吗？太好了……”宋之华（化名）那原本黯淡无光的双眸，此刻突然闪烁着光芒。接着，激动的泪水夺眶而出，顺着脸颊缓缓流下，这是喜悦的泪水，也是长久压抑情绪后的释放。他的双手微微颤抖，小心翼翼地触摸着这份报告，仿佛在抚摸一件无比珍贵的宝物。

虽然只冷冻了9条精子，但对于宋之华来说已经很不容易了。宋之华和老婆刘菁（化名）都很喜欢孩子，两人婚后就开始积极备孕。可他们备孕一年多，刘菁始终没有怀孕。于是，夫妻二人到医院就诊，刘菁身体健康，但宋之华做了多次精液检查和睾丸穿刺手术，都没有找到精子。当宋之华得知结果后，震惊极了，不敢相信这样的事情竟然发生在自己身上。那些曾经憧憬的温馨画面——陪着孩子玩耍、教导孩子成长，都在这一刻化为泡影。他感觉未来变得一片灰暗，充满绝望。“虽然没找到精子，但这并不代表我们的未来就没有希望了。现在医学这么发达，我们再去更好的医院看看。”妻子试图用鼓励的话语驱散丈夫心中的阴霾。

在刘菁的鼓励下，宋之华到省会的大医院的生殖男科做了进一步检查，最终被诊断为“Y 染色体 c 区缺失，隐匿精子症”。得知结果的宋之华仿佛坠入了无尽的黑暗深渊。满心的期待在一次次的检查与睾丸穿刺手术中被残酷地击碎。绝望如影随形，他感到深深的无助与沮丧，未来不知该何去何从。

“大不了我们去领养一个孩子，只要我们对孩子好，将来和我们亲生的一样。”刘菁试图安慰丈夫，宋之华虽口头上应下，但仍没有放弃。几个月后，宋之华再次挂号，咨询男科专家，表达了自己仍然想生育孩子的意愿，专家建议他到精子库尝试单精子冷冻保存。

单精子冷冻保存适用于精子数量仅有几条到几十条的患者，它通过显微操作仪选择形态好、活动的精子，逐条抓取并放置在冷冻载体上，经过冷冻程序放入 −196℃液氮进行冷冻保存。

抱着“死马当作活马医”的心态，宋之华决定尝试一下。于是，他踏进了精子库的大门，在精子库老师讲解流程后，他当天就做了冷冻前检查并预约了单精子冷冻。前两次手淫取精进行单精子冷冻都因精子数量太少而没能成功，就在他几乎要放弃的时候，第三次终于找到了精子并成功冷冻了 9 条精子。

这一刻，曾经的绝望与痛苦化为无尽的感慨，宋之华对未来重新燃起了热烈的期盼。办完手续后，宋之华说："这 9 条精子是我的希望，我会继续来做单精子冷冻保存。"他眼中闪烁着坚定的光芒，仿佛已经看到了他们一家三口在一起的温馨画面。

# - 29 -

## 迟到但不会缺席的青春期

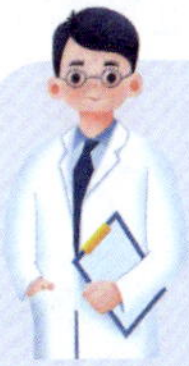

### 冷冻原因概述

在国家卫生健康委员会等五部门联合制定的《第一批罕见病目录》中，卡尔曼综合征居第 59 位。卡尔曼综合征（Kallmann syndrome，KS）是由先天性下丘脑促性腺激素释放激素（gonadotropin releasing hormone，GnRH）神经元缺陷，或 GnRH 合成、分泌作用障碍，导致垂体分泌促性腺激素减少，造成性腺功能减退同时合并嗅觉功能障碍的先天性低促性腺激素性性腺功能减退症（congenital hypogonadaltropin hypogonadism，CHH）[8]。KS 的总体发病率极低，有国外研究报道其为（1 ～ 10）/100 000[9]。患者在青春期无第二性征发育，配子生成障碍，少部分合并面中线缺陷、独肾或激素型骨质疏松，极少数伴有先天性心脏病、癫痫或智力不全。KS 是一类罕见的遗传病，以下丘脑 GnRH 分泌或作用缺陷为特征，促性腺激素缺乏的程度具有不均一性，临床表现各不相同。

2024 年 2 月 29 日是第十七届国际罕见病日，以“点亮你的生命色彩”为主题，旨在提高公众对罕见病的关注与认知。这一天对于小李（化名）而言，意义非凡。因为在这一天，小李存下了希望之“精”，让濒临绝望的他重新燃起希望，对未来也更加有信心。

20 岁的小李是一名在校大学生，也是一名罕见病——卡尔曼综合征患者。回忆起这些年的经历，他感觉仿佛做了一场梦，一幕幕如电影般在眼前划过。他想起 18 岁那年自己经过努力终于考上理想的大学，但一直有件事如巨石般压在心头，让他闷闷不乐。

一切要从小李出生开始说起。小李自出生就被诊断为双侧隐睾。隐睾是小儿生殖系统常见的先天性发育畸形，是指睾丸在发育过程中，未正常下降至阴囊内，而停留在腹膜后、腹股沟管或阴囊入口处等异常位置。经过促性腺激素治疗后，小李的睾丸下降，父母就以为小李已经恢复正常了。

然而，步入初中后，小李发现身边的同学经过青春期发育后声音开始变得深厚粗哑，身体也开始发育，如开始遗精、长喉结及胡须等，而自己的声音和身体没有任何变化。这种差异让他成为同学中的异类，并因此遭受猜测和议论。他只能说也许自己发育较晚，但内心却渴望着同样的变化。

直到 16 岁，小李步入高中，终于有了遗精的经历（正常男性遗精年龄为 12 ～ 18 岁），但是量极少，并且他发现自己的阴茎明显比同龄人小。为了避免被同学嘲笑，他经常趁无人之时去卫生间。高考结束后，小李向父母倾诉了这件压抑已久的事，于是父母立即带着小李到医院进行全面检查。其中，双侧睾丸体积均仅为 1ml；染色体检查：46，XY，Y；性激素检查：睾酮 0.19ng/ml，促黄体素（luteinizing hormone，LH）＜ 0.10IU/L，促卵泡激素

（follicle stimulating hormone，FSH）0.60IU/L；精液分析：精子浓度 $0.0 \times 10^6$/ml。经过一系列检查，小李最终被诊断为“卡尔曼综合征、无精子症”。小李和父母顿时陷入绝望。难道小李真的没有生育能力吗？小李的父母深感自责，觉得这些年是他们的忽视耽误了儿子。医生安慰他们：“现在治疗还来得及，发现得还不算晚，只要你们积极配合治疗。”

小李和父母商量后，决定听从医生的建议，先进行双促治疗（人绒毛膜促性腺激素＋人绝经期促性腺激素）观察是否会改善睾丸的生精功能和第二性征的发育，并且每 1 ～ 2 个月复查一次。然而，经过近 9 个月的治疗，效果并不明显。于是，医生建议改为更接近生理性激素释放的 GnRH 脉冲治疗，在 GnRH 脉冲治疗 2 个月后，小李的双侧睾丸体积增大，均约为 2ml，睾酮 0.80ng/ml，LH 5.20IU/L，FSH 11.40IU/L。小李继续坚持治疗，功夫不负有心人，在 GnRH 脉冲治疗 10 个月后，小李的各项性激素检查结果稳定，双侧睾丸体积达到 6ml，身体也发生明显变化，遗精频率从以前 2 ～ 3 个月 1 次增加至 1 个月 1 ～ 2 次，声音也变得浑厚，喉结开始长出，自觉精力也比之前旺盛，精液分析显示精子浓度达到 $38.0 \times 10^6$/ml。

医生建议小李将精子冷冻保存起来，以备将来生育使用。因为小李治疗期间精子浓度达标并不代表后续不接受治疗后还有精子，所以最保险的方法就是冷冻精子。小李和父母商量后，听从医生的建议来到人类精子库进行精子冷冻保存咨询。精子库的工作人员向他们详细介绍了精子冷冻保存的流程，小李按照流程顺利常规冷冻保存了 8 支精液标本。至此，小李心头的巨石终于落地。经历了 1 年多的治疗，医生建议他暂停 GnRH 脉冲治疗，改为睾酮替代治疗，未来如有生育需求时再进行 GnRH 脉冲治疗。

如今，小李可以安心继续着他的学业，他的青春期虽迟到但并未缺席，他也对未来充满了信心与希望。

# -30-

## 从取精困难到顺利生育

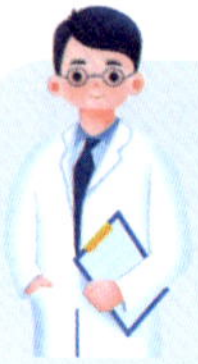

### 冷冻原因概述

在进行辅助生殖当日，部分取精困难的患者往往无法顺利取出精液而致使辅助生殖流程受阻。因此，建议这类患者提前将精液冷冻保存。众所周知，精液冷冻的前提是通过手淫等常规方式采集精液。然而，有些取精困难的患者无法通过这些常规方式获取精液，这是否就意味着他们无法进行精液冷冻呢？答案是否定的。针对这类患者，有一种技术可以解决上述问题，那就是经皮睾丸穿刺取精！

“医生，我真的很紧张。”眼前这位 28 岁的小伙子从取精室走出来后，神情紧张地对我说道，“这已经是第四次尝试了，我还是没能成功取精。”我没有打断他，而是静静地聆听着他的倾诉。他继续说：“我的心理压力大，其实与我的经历有关。在我 12 岁那年，我的母亲因为一场车祸永远地离开了我。从那时起，我便帮着父亲维持我们一家的生活。在我开始逐渐从失去母亲的阴影中走出来时，厄运再次降临，我的父亲被查出患有肺癌，那年我 21 岁。我真的好怕失去父亲，那样我在这个世界上就没有血缘亲属了。因此，每次尝试取精时，我压力都很大，担心取不出精液，无法向家人交代。”他的眼角泛红。

作为医务人员，我静静地聆听着他的故事，任何安慰的语言在此刻都显得那么苍白无力。

“父亲生病需要治疗，而我当时又在备考研究生，父亲担心治疗费用高，坚持不肯住院，想把钱留给我上学用。我不断地开导父亲，告诉他，如果我没有了亲人，那我的生命就失去了意义。最终，父亲同意接受治疗，病情也得到控制，目前状态不错。而我也顺利考上了研究生。在读研期间，我遇到了我妻子，毕业后我们就结婚了。现在我们都想要个孩子，但是妻子由于身体原因很难自然怀孕，于是我们选择进行体外受精－胚胎移植。”

他满怀期待地问我：“老师，我还可以有自己的孩子吗？”

“您放心，经过临床医生的评估，您可以通过经皮睾丸穿刺取精获取睾丸精子。”我回答道。

由于他的妻子后天就要进行取卵手术，我们没有让他继续尝试通过常规方式取精，而是建议他进行经皮睾丸穿刺取精。

“您好，经皮睾丸穿刺取精的结果出来了，您可以冷冻 6 支标本。”

听到结果的这一刻，这个男人哭了，他看到了生育的希望，也看到了属于他的亲情的光辉。

他再次感慨道：“老师，您知道吗，自从我妈去世后，父亲就成了唯一的亲人。他生病后，我就特别害怕失去他，害怕在这个世界上没有血缘亲人了。所以，我一直希望有一个孩子，让我的生命可以延续，我的家庭能更加圆满。”

我回答道：“现在您可以放心了，我相信进行辅助生殖肯定会顺利的，期待您来向我们报喜。”

十个月后，他的妻子成功生育了一个男孩。他的故事诠释了

“生”这个字的多重含义，既是想要自己的父亲活下去的“生”，也是渴望拥有一个完整的家庭、与妻子共同孕育爱情结晶的“生”。婴儿出生的那声啼哭，是生命的开始；患病后被治愈、重获新生，亦是生命的奇迹。生命是一场华丽的冒险，我们要用心去寻找每一道美丽的风景；生命是一幅画，我们自己是画家，要用不同的颜色去点缀它。

# -31-

## 变短的精子，我还有希望吗？

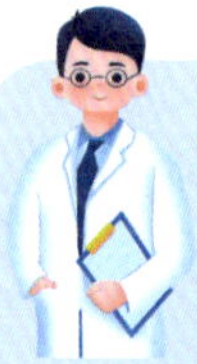

### 冷冻原因概述

正常男性的精子形态呈蝌蚪状，全长约 60μm，分为头部、中段、尾部 3 部分。头部由高度浓缩的细胞核和核前的顶体组成，核内含有遗传物质。尾部呈鞭毛状，含有轴丝和线粒体鞘等结构，与精子运动有关。短尾精子缺陷是畸形精子症的一种，是由精子鞭毛（尾巴）超微结构异常导致的精子运动障碍，其特征是精子尾部长度变短，精子数量减少，精子活力极差，甚至运动能力丧失。短尾精子缺陷患者通常没有自然生育能力，但可通过辅助生殖技术来实现生育梦想。

清晨时分，医院诊室尚未开门，但门外早已人头攒动。患者们或独自前来，或由家属陪同，都在焦急地等待着。今年 31 岁的伍华（化名）手里拿着厚厚的检查单，即便在冷气十足的候诊室内，脸上依然挂着汗水。他的妻子握着他的手，温柔地看着他，渐渐地，伍华那颗忐忑的心平静下来。

“请 1 号伍华到 1 诊室就诊。”这声通知让伍华猛地一惊，急忙站起来，朝着诊室走去。“医生，我和妻子结婚两年了，一直尝试怀孕，但始终没有成功。我来医院做了相关检查，结果报告上的指标均为异常，我还能有自己的孩子吗？”医生接过伍华的报告，仔细看了起来。报告显示：精子浓度 $0.5\times10^6$/ml，且全部为 D 级精子，精子存活率为 10%，见较多尾部异常精子且多为短尾精子。医生告诉伍华，他患有短尾精子缺陷，这是畸形精子症的一种，这类患者一般没有自然生育能力。这种缺陷的特征是精子尾部长度显著减少，精子数量减少及精子活力基本丧失。精子结构分为“头部、中段、尾部”3 个部分，但精子的遗传物质主要集中在精子头部，如果经过进一步的检查确认伍华的短尾精子的遗传物质是完整的，则可以通过卵胞质内单精子注射（intracytoplasmic sperm injection，ICSI）这一辅助生殖技术来生育自己的孩子。

听到这里，伍华长长地舒了一口气，整个人瞬间放松下来。在医生的建议下，伍华进行了睾丸穿刺术，并成功冷冻保存了 5 支睾丸精子悬液标本。同时，伍华的妻子也在接受辅助生殖助孕。在生殖科医生、男科医生、精子库实验室团队的共同配合下，伍华的妻子成功受孕，并顺利诞下一个健康的女婴。如今，孩子已经 1 岁了，生长发育一切正常。

短尾精子缺陷患者并非都不能生育，通过辅助生殖技术，他们依然可以实现生育梦想。早在 2021 年，伊朗科学家穆罕默德·阿里·萨迪吉·吉拉尼（音译）教授在 *Andrologia* 期刊上发表了一篇对 117 例短尾精子缺陷患者进行调查分析的研究[10]，他建议对于患有严重短尾精子缺陷和可能存在其他精子鞭毛异常的不育男性，应考虑将 ICSI 视为一种适当的治疗方法。

诊室外依旧人来人往，每位患者内心可能都充满忐忑，但如伍华这类成功的案例或许会让他们感到一丝慰藉，让他们相信自己的生育梦想在医生的帮助下是有可能实现的。

# - 32 -

## 希望的微光：一位隐匿精子症患者的坚持

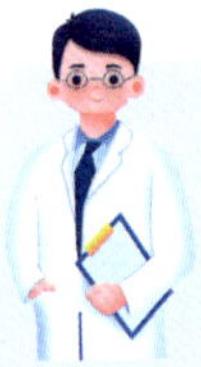

### 冷冻原因概述

隐匿精子症是指在常规精液涂片镜检下未观察到精子，但将精液用离心机离心后，其沉淀团中偶然可以观察到精子的疾病。因此，隐匿精子症患者在查见精子时应及时将精子冷冻保存起来，以备未来联合辅助生殖技术实现生育的目的。

“医生，我又来了……请你们帮我看一下这次有没有精子。”在精子库实验室里，熟悉的声音再次响起。这句话出自一位精子库的“老朋友”——刘明（化名）之口。10 多年前，刘明因男性不育症、隐匿精子症开始在生殖男科就诊。自此，他成为这里的“常客”，累计进行了数十次的精液分析。然而，多数精液分析都没有观察到精子，即便偶尔查见了极少量精子，精子形态也非常差，均为 D 级（不活动）精子，达不到精子冷冻的条件。

尽管如此，刘明仍然不愿放弃。在近几年里，他还尝试了数次经皮睾丸穿刺取精、显微睾丸取精术，但遗憾的是，均没有找到精子。

正当所有人都感到绝望的时候，去年 7 月的一天，奇迹悄然出现。刘明的精液在离心后被观察到存在极少量 A 级（快速渐进式运动）和 B 级（缓慢渐进式运动）精子。精子库立即启动绿色通道应急保存预案，为他进行单精子冷冻保存。但是，刘明的精子数量太少了，如何尽可能多地将他的活动精子收集起来是一大难题。为了尽可能收集到所有的活动精子，精子库实验室的工作人员将刘明离心优化后的样本分成数十个 20μl 的小液滴，在显微镜下逐个视野地寻找活动精子。最终，他们为刘明冷冻保存了 6 条精子。在接下来的一年里，刘明又断断续续地进行了 3 次单精子冷冻，为以后辅助生殖助孕提供了有力的保障。

刘明的成功不仅仅得益于精子库冷冻技术的不断发展和进步，更离不开他自己的坚持及对人类精子库的信任。自人类精子库开展单精子冷冻技术以来，越来越多的严重少弱精子症和隐匿精子症患者得以冷冻保存自己的精子，为他们的未来增添了一份希望。

## 33

## 精子会“迷路”，幸福有方向

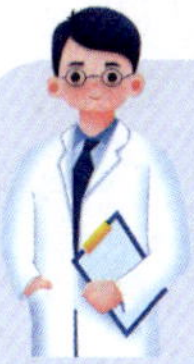

### 冷冻原因概述

逆行射精是指患者在性生活时随着性高潮而射精，但精液逆行射入膀胱内，而不是正常地经尿道射出。逆行射精主要是由膀胱颈关闭不全或关闭失败导致的。其中，糖尿病是逆行射精明确的病因之一[11]。糖尿病患者可以出现自主神经系统病变，进而影响交感神经介导的膀胱颈协调关闭功能，导致逆行射精。在不育男性中，0.4% ～ 2.0% 病例是由逆行射精导致的[12]。为帮助逆行射精患者实现生育目的，目前主要采取两种方法，一是从尿液中回收精子，二是进行经皮睾丸穿刺取精，待日后有生育需求时联合辅助生殖技术来实现。

李先生是一位事业有成、家庭幸福的中年男士，但看似甜蜜的生活背后却隐藏着一个不为人知的秘密——他是一位 2 型糖尿病患者，并且长期以来饱受逆行射精的困扰。

“逆行射精”，一个对于大多数人而言相对陌生的词汇，却是糖尿病较为常见的并发症之一。由于长期高血糖对神经和血管系统的损害，一部分糖尿病患者在射精时精液不是向前射出的，而是向后流入膀胱。逆行射精让李先生在享受夫妻生活时无法像正常人那样留下“爱的种子”，这让他和妻子都感到深深的遗憾和无奈，对生育后代失去了信心。

然而，一次偶然的机会，李先生从医生那里了解到精子冷冻保存技术。这项技术是为了帮助那些由于疾病或工作原因暂时无法生育的男性保存生育能力，如今成了李先生重拾生育希望的“钥匙”。经过一系列详细的检查和咨询，李先生决定进行精子冷冻保存。在人类精子库，专业的医护人员为他制定了个性化的冷冻保存方案。实验室工作人员通过特殊方法（嘱患者多饮水及服用碳酸氢钠来调节其尿液渗透压及 pH 值）收集了李先生尿液中的精子，并经过严格的筛选和处理，最终将高质量的精子冷冻保存在液氮中。

尽管整个过程烦琐且充满挑战，但李先生却充满了信心和期待。他知道，这些被冷冻保存的精子是他与妻子未来可能拥有孩子的希望。他相信，只要有爱和希望，就没有什么能够阻挡生命的延续，也没有什么能够改变他们追求幸福的方向。

# －34－

## 梗阻性无精子症患者的求子路：藏族同胞喜迎龙凤胎

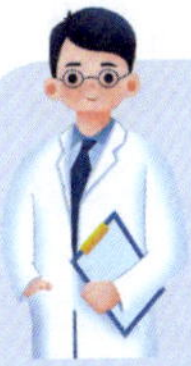

### 冷冻原因概述

无精子症是男性不育症中最严重的一种，而无精子症又分为梗阻性无精子症和非梗阻性无精子症，其中，梗阻性无精子症约占 1/3[13]。梗阻性无精子症患者大多睾丸内精子生成正常，但由于各种原因使排精通道梗阻，从而造成精液中无法找到精子。其病因既可能为先天性因素，如输精管缺如，也可能由后天性因素导致，如输精管结扎、附睾炎等。在临床上，通常采用睾丸穿刺术获取睾丸精子，之后将其冷冻保存在精子库。未来，当患者有生育需要时，可使用冷冻的睾丸精子进行卵胞质内单精子注射（intracytoplasmic sperm injection，ICSI）助孕。

在精子库的接待处，一阵欢快的笑声传来。只见一位皮肤黝黑的藏族同胞和他的妻子，正怀抱着一对可爱的龙凤胎，不住地向工作人员表达着诚挚的感谢，脸上幸福的笑容仿佛能融化世间的一切冰霜。而我，作为精子库的工作人员，见证了他们这段求子历程。此时，我的思绪不禁回到他们初次来到我们科室的那天。

那是一个看似平常却又注定不普通的日子。一位年约 40 岁、皮肤黝黑的藏族男士，在翻译的陪同下，携着妻子缓缓步入生殖男科的诊室。他的眼神中充满了期待，又流露出一丝不安。

医生在详细了解患者的病情后，安排了一系列相关检查。遗憾的是，两次精液检查都未查见精子，超声检查显示双侧输精管扩张。经过深入的分析和综合评估，患者最终被诊断为“梗阻性无精子症”。当听到这一陌生的名词时，患者的脸上露出了明显的困惑和深深的担忧。通过翻译的协助，医生向他耐心地解释了这一疾病的概念和主要病因，并建议他可以通过睾丸穿刺术来获取睾丸精子，并在精子库进行冷冻保存，后续可以使用冷冻的睾丸精子进行 ICSI 助孕。同时，医生还告诉他，如果他仍想自然生育，也可以考虑做输精管吻合术进行疏通，但部分患者术后可能无法成功复通。

由于对再次手术的担忧，在与妻子商量后，他最终决定进行睾丸穿刺术和精子冷冻保存。幸运的是，手术进行得格外顺利，成功找到了睾丸精子，并冷冻保存了 2 支睾丸精子悬液标本。这两支小小的标本承载着他们对未来的无限憧憬。

然而，5 个月后，当他使用了一支冷冻保存的精子标本进行 ICSI 周期治疗后，却传来了未能成功妊娠的沉重消息。我至今还记得那天，由于需要续缴精子冷冻保存费用，他们再次来到精子库接待处。夫妻俩的脸上写满了失落与沮丧，他们满心疑惑，为何付出了这么多的努力却未能如愿以偿。在翻译的协助下，我们耐心地安慰他们，并鼓励他们不要放弃，好在还有一支标本，可以再勇敢地试一次。

思虑再三，他们决定进行第二个 ICSI 周期治疗。在等待结果的日子里，大家的心情都格外紧张。

终于，他们带着喜悦再次出现在我们的视线中——成功了！他们成功诞下了一对龙凤胎。那一刻，整个精子库都被喜悦的氛围所笼罩，变成了一片欢乐的海洋。看着他们幸福的笑容，我深感作为一名医生的责任和使命是何等的重大与神圣。

这位藏族同胞的求子之路虽然充满曲折与坎坷，但最终迎来了美好的结局。他们的故事，如同一颗璀璨的明珠，照亮了更多不孕不育患者的求子之路，激励着他们勇敢地面对自己的问题，积极寻求专业的医疗帮助。相信在医生和患者的共同努力下，会有更多的家庭迎来新生命的诞生，让这个世界充满更多的爱与希望。

## — 35 —

## 少弱畸精莫绝望，睾丸穿刺迎曙光

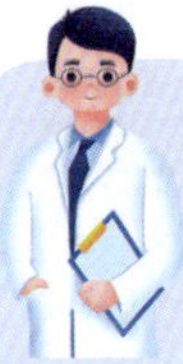

### 冷冻原因概述

少弱畸形精子症是男性不育中比较常见的一种疾病，患者精液中的精子质量较差，主要表现为精子总数（或浓度）、前向运动精子百分率和正常形态精子百分率均低于参考值下限。临床上可使用睾丸穿刺术获取患者的睾丸精子，若睾丸精子质量较好，则可以使用睾丸精子进行卵胞质内单精子注射（intracytoplasmic sperm injection，ICSI）助孕。如果患者配偶尚未取卵，则患者可以在精子库进行睾丸精子冷冻保存，以供后续使用，从而避免多次经皮睾丸穿刺取精造成的睾丸损伤。

新婚本应是人生中最美好的一段时光，满载着对未来生活的无限憧憬与热切期待。然而，对于一位年仅 22 岁的新郎而言，新婚的甜蜜却被一系列突如其来的健康问题无情地笼罩上了一层厚重的阴影。

性功能障碍悄然潜入他的生活，如同乌云蔽日，不仅影响了他的身体健康，更是在他的心灵深处留下了难以磨灭的伤痕。这使他在夫妻关系中变得谨小慎微，自信心也遭受了前所未有的打击。与此同时，焦虑和抑郁的情绪如同恶魔一般紧紧缠绕着他，令他难以挣脱。自主神经功能紊乱引发的身体不适更是让他陷入了水深火热之中。而在生育方面，他所面临的挑战更为严峻。经过详尽的检查，他的精子浓度仅为 $9 \times 10^6$/ml，存活率极低，甚至不足 1%，正常形态的精子百分比仅有 0.5%。如此糟糕的精子状况使他自然生育的可能性几乎为零。而“少弱畸形精子症”的诊断结果更让他对自然生育彻底绝望。

面对这样一位情况复杂的年轻患者，医生深感责任重大。经过全面而细致的病史询问和深入的综合评估，结合患者夫妻极其强烈的生育需求，以及患者精液中精子的质量极差，医生建议进行经皮睾丸穿刺取精。经皮睾丸穿刺取精是一种通过专业的方法，提取睾丸内的生精小管，然后小心地剥离生精小管，从而获取睾丸精子样本的方法。通过这种方式，可以对睾丸精子的情况进行精准评估。若能成功获取质量较好的精子，便可将其进行冷冻保存，以确保在女方取卵时有可用的精子，从而避免男方进行多次经皮睾丸穿刺取精。这不仅能够有效减少反复穿刺对睾丸造成的损伤，还能在一定程度上减轻患者的经济负担。

然而，患者对这一方案充满了抵触情绪。毕竟，手术本身存在一定的风险，而他当时正处于身心俱疲的状态，对未知的手术结果充满了恐惧和担忧。但是，在医生和家人耐心而细致地安慰与开导下，他逐渐意识到这或许是他实现生育梦想的唯一途径。

手术当天，现场的气氛格外紧张，大家都默默地祈祷手术成功。幸运的是，手术出乎意料的成功，取出的睾丸精子存活率高达 64%，且精子数量也较为可观。患者最终成功冷冻了 2 支睾丸精子标本，可为后续的 ICSI 治疗提供 2 次宝贵的机会。

次年，患者及其妻子满怀希望地来到我院生殖中心进行 ICSI 治疗，最终成功实现临床妊娠。与此同时，在医生专业的治疗和细致的指导下，这位男性患者的性功能障碍、焦虑、抑郁等问题也逐渐得到缓解，生活重新焕发光彩。

精液中精子质量差并不意味着生育之路已经走到尽头，经皮睾丸穿刺取精和精子冷冻保存技术为患者提供了实现生育梦想的可能，让他们有机会迎来属于自己的幸福。

# -36-

## 克兰费尔特综合征患者的心声：我还能有自己的小孩吗？

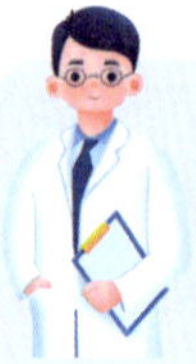

### 冷冻原因概述

克兰费尔特综合征（Klinefelter syndrome），又称克氏综合征，是由多了一条或多条 X 性染色体导致的染色体疾病，在新生男婴中的发生率约为 1/660，其主要临床表现有生殖功能低下、身材高大、外貌女性化及代谢综合征等[14]。对于有生育需求，但精液中未找到精子的克氏综合征患者而言，显微睾丸取精术结合卵胞质内单精子注射技术进行辅助生殖是其实现生育梦想的主要方法。目前，有 40% ～ 60% 的克氏综合征患者可以通过显微睾丸取精术找到精子[15]。因此，克氏综合征患者仍有可能拥有自己的孩子。

对于未来，我们总是满怀憧憬与期待。可能在某个盛夏的傍晚，我们躺在摇椅上，仰望天空，想象着自己未来的模样，或许会成为救死扶伤的医生，或许会成为英勇无畏的警察……今年，年仅 20 岁的李铭（化名）怀揣着对军营生活的憧憬，毅然选择应征入伍。正当所有程序朝着既定方向推进时，意外却发生了。在征兵体检环节，李铭由于生殖系统发育异常被淘汰了，并被建议前往医院进行系统检查。虽然当兵的梦想破灭了，但生活仍要继续。于是，在父母的陪同下，李铭前往医院生殖男科进行检查。

“来，脱下裤子，我检查一下。”医生说道。当医生看到李铭瘦高的身材、白皙的皮肤、稀疏的阴毛，以及异常小的睾丸，心里咯噔一下，这些症状与克氏综合征的表现相似。于是，医生为李铭安排了一系列检查，包括精液常规检查和染色体检查。

过了月余，李铭拿着检查报告找到医生。检查结果不出所料，他的染色体核型分析结果为“47，XXY”，这是克氏综合征的典型特征，同时精液检查结果提示诊断“无精子症”。这一消息犹如晴天霹雳，李铭和他的父母一时间难以接受，毕竟他才20岁。在一阵沉默后，李铭的妈妈问医生：“我的孩子以后还能生育吗？”医生耐心地给李铭妈妈解释了克氏综合征这一疾病，并告诉他们，虽然情况严峻，但并非毫无希望。李铭可以尝试通过显微睾丸取精术寻找精子，术后再通过卵胞质内单精子注射技术进行辅助生殖助孕，并在必要时进行胚胎植入前遗传学筛查以确保生育健康的宝宝。听完医生的话后，李铭的妈妈终于松了一口气。在与医生进行充分沟通后，李铭选择接受显微睾丸取精术。

8月1日这一天，对于李铭而言，注定是个难忘的日子。在经过完善的术前检查后，李铭躺在了手术台上接受了显微睾丸取精术。虽然这一天对于李铭而言如同梦一般，不知其中的细节。但对于我们实验室团队来说，这一天却是跌宕起伏。当手术医生将取到的睾丸组织给到实验室时，我们整个团队严阵以待，大家分工协作，都希望帮李铭找到精子。然而，显微镜下看到的景象却令人失望：整个视野下的生精小管管径都很细，且形状均一（注：存在精子的生精小管一般管径较粗并显饱满）。结果也不出所料，在这部分睾丸组织中没有找到精子。当我们将结果反馈给医生时，整个手术室都安静下来。突然，主刀医生惊呼一声：

“快检查一下这部分组织，这里的生精小管很有可能存在精子。”于是，我们马上在显微镜下处理。“找到精子了，找到精子了！”听到这句话，大家都如释重负。在与家属沟通后，我们成功为李铭冷冻保存了 4 支睾丸精子标本。

晚上查房时，我看到李铭的妈妈眼中噙着喜悦的泪水。虽然显微睾丸取精术并非救人生命的手术，但它承载着延续生命的希望。李铭告诉我们：“虽然当不了兵让我很难受，但以后我可以考研去军事研究所，继续追逐自己的军营梦。”几天后，李铭出院了。这几天发生的事也渐渐归于平静，但生殖男科的故事还在继续。

## 37

## 一名青海牧民的取精之路

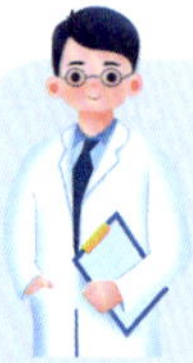

### 冷冻原因概述

无精子症是一种严重的男性不育症，是指连续 3 次精液离心镜检未查见精子的疾病，约占男性不育症患者的 10%，而非梗阻性无精子症是由睾丸生精功能衰竭导致的无精子症，约占无精子症的 2/3[16]。但由于睾丸内生精小管精子发生状况的不均一性，部分无精子症患者睾丸内存在少量生精灶。显微睾丸取精术可借助手术显微镜寻找睾丸内散在分布的微小生精灶，获得精子，并通过卵胞质内单精子注射（intracytoplasmic sperm injection，ICSI）生育亲生子代。

扎西（化名）是一名来自青海省的牧民。今年是他与卓玛（化名）结婚的第 5 年，他原本以为孕育孩子如同牛羊产崽一般简单，可是他们却迟迟未能迎来一个孩子。看着牦牛产了一窝又一窝的小牦牛，扎西感到阵阵困惑。

在朋友的建议下，扎西和卓玛怀着忐忑的心情，跨越 1000 多公里前往某知名医院生殖男科就诊。不幸的是，扎西的多次精液常规分析均提示无精子症，结合超声检查结果，最终他被诊断为“特发性非梗阻性无精子症”。这对于一个渴望孩子的家庭来说，无疑是晴天霹雳。

扎西从最初的困惑逐渐陷入绝望，只能拿着报告单向医生寻求帮助。临床医生综合评估扎西的情况后，建议他进行显微睾丸取精术，该技术是结合睾丸取精术和手术显微镜查找并获取睾丸中可能存在精子的生精小管的一种手术方式。听完医生的话，扎西心里燃起了一丝希望，决定进行显微睾丸取精术。

手术过程中，临床医生切取了扎西睾丸中可能的局部生精灶，在精子库实验室工作人员的全力寻找下，最终从极少的右侧睾丸组织中查找到少量精子，并成功冷冻 4 支睾丸悬液标本。

术后查房时，扎西忍受着睾丸伤口和插尿管带来的疼痛，接过了医生手中的睾丸精子冷冻报告，心中充满了喜悦。

随后，扎西夫妇在医院生殖医学科使用冷冻的睾丸精子进行 ICSI。目前，卓玛已临床妊娠 1 月有余。后来，扎西告诉我们，在回家的路上，他的大脑中不断回放这 4 个月的经历，从确诊非梗阻性无精子症到妻子怀孕，他深感自己是幸运的。

# -38-

## 精子冷冻护航血精患者治疗，守护生育希望！

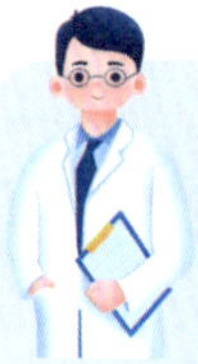

### 冷冻原因概述

血精是指男性性生活、手淫或遗精排出的精液中含有血液的现象，可分为肉眼血精、精液中混有血丝及显微镜下见少量红细胞。血精可发生在男性性发育后的任何年龄，好发于 30 ～ 40 岁青壮年。对于无明确病因的偶发性血精患者，多采用调整个人饮食及生活习惯、去除可能的诱因等一般治疗。但对于复杂性血精或通过影像学明确诊断的患者，可依据其具体病因，采用精囊镜手术去除病灶、解除梗阻等。对于由射精管囊肿导致的血精患者，行精囊镜手术可能会损伤射精管，导致精子质量下降，因此，建议患者在术前行精子冷冻，保存生育力[17]。

在繁华喧嚣的都市一角，有一位名叫李林（化名）的年轻程序员，他怀揣着梦想，努力打拼着自己的事业，生活充满了阳光与无限的希望。然而，命运的转折总是在不经意间降临。在一个平凡无奇的夜晚，性生活结束后，李林不经意间瞥了一眼身下，却被眼前的景象惊得大脑一片空白。他看到精液呈暗红色，明显混杂着血液。那一刻，时间仿佛停滞，恐惧如电流般瞬间贯穿他的全身。他的脑海中闪过无数个可怕的念头："难道我得了绝症？我还这么年轻，未来的生活该怎么办？我一直期待着能有个孩子，组建一个幸福的家庭，难道这一切都要化为泡影？"

李林急忙在互联网上搜索相关信息，可越看越觉得胆战心惊。各种陌生又可怕的疾病名称进入他的视线，让他的内心更加不安。此时，他的女友一直在旁宽慰劝解，并建议他去专业的医院寻求帮助。

次日，怀着忐忑的心情，李林前往某知名三甲医院的泌尿外科进行咨询。医生详细询问了他的病史，并安排他进行超声、MRI 及精液检查。在看过所有检查结果后，医生告知李林，他的血精症状是由左侧射精管囊肿导致的，建议进行精囊镜手术。但鉴于囊肿处于射精管这一特殊位置，手术存在损伤射精管的风险，可能导致精子质量下降。因此，医生建议他先去精子库进行生育力保存后再进行手术。

得知病因后，李林心里的大石终于落下，只要不是绝症，未来就依然有希望。在女友的陪伴下，李林踏入了精子库的大门，做出了冷冻精子这一重要决定。对于这样一位特殊的患者，即便是精子库中经验丰富的医生，在看见他的精液样本时也不免感到一丝惊讶。尽管日常接触各类病例，但眼前这份异常鲜红的精液样本实属罕见。精液标本液化后，实验室工作人员对其质量进行评估。结果显示，红细胞浓度竟高达 $856 \times 10^6$/ml，显微镜下，视野几乎被红细胞填满，精子只能在狭窄的缝隙中艰难游动。这么高浓度的红细胞若不加以处理，势必影响精子的冷冻效果及未来的使用潜力。为此，实验室的工作人员迅速采取行动，对李林的标本进行优化处理，他们采用单层梯度离心技术有效去除了红细胞，随后进行了精子冷冻。当天，精子库成功为李林冷冻了 3 支去除红细胞后的精子标本。为了满足未来辅助生殖的潜在需求，医生建议李林在禁欲 3 ～ 5 天后再来一次，争取累积冷冻 6 ～ 8 支标本。一周后，李林如约而至，顺利完成了精子冷冻流程，两次合计成功冷冻了 6 支高质量的精子标本，这为他未来的生育计划增添了一份坚实的保障。

两周后，李林在泌尿外科接受了精囊镜手术。躺在手术台上的他，虽然心中对手术结果和术后精子质量有所担忧，但每当想到在精子库中静静等待的“生命种子”，一股莫名的安心便油然而生。他知道，无论未来如何，自己都已为那份传承与希望做好了充分的准备。

# — 39 —

## 千里寻医路，青海男子少精之困迎冷冻希望

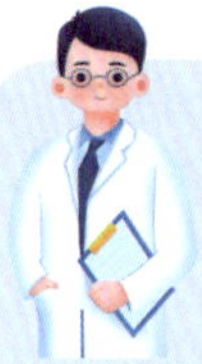

### 冷冻原因概述

严重少精子症定义为精液中有精子，但精子浓度 $< 5 \times 10^6$/ml，而当 0 <精子浓度 $< 1 \times 10^6$/ml 时则为极度少精子症[18]。当患者被诊断为严重少精子症时，精子质量可能出现持续变差的情况，患者可到精子库进行稀少精子或单精子冷冻。

对于严重少精子症患者，建议其在短禁欲（时间 2 ～ 6 小时）后进行二次取精，可能会改善精子总数及活动精子比例[19]。

王华（化名）与妻子怀揣着对美好生活的向往，步入了婚姻的殿堂。然而，婚后两年，他们却始终未能迎来新生命的降临，这成为笼罩在他们心头的阴霾。为了寻求解决办法，他们开始四处打听、寻医问药。在青海当地的医院进行了一系列检查后，却始终未能找到明确的原因。不甘心的王华带着妻子远赴成都，寻求帮助。

在成都某知名医院的男科诊室中，医生仔细为王华查体，发现其双侧睾丸体积偏小。医生没有忽视这一关键线索，进一步深入询问王华的病史。王华回忆起八九年前他遭遇了一次意外事故，当时睾丸肿痛，但一周后症状自行消失了。他疑惑这是否与自己多年不育有关。医生听后回答道："有可能，但目前更重要的是明确你当前的精子质量及其他情况。"于是，医生为王华安排了精液检查、彩色多普勒超声及生殖激素检测等一系列检查。检查结果让王华的心沉入谷底。医生解释说，他的精液中精子数量极少，全 Malker 板查见 2 个 A 级、1 个 B 级、1 个 C 级精子，精子浓度 $< 1 \times 10^6$/ml。这种情况，在临床上诊断为极度少精子症，患者自然生育的概率微乎其微，可以尝试通过辅助生殖技术进行卵胞质内单精子注射助孕。极度少精子症患者的精子质量可能会持续变差，为了防止后续在辅助生殖周期中出现此种情况，医生建议王华先到精子库进行精子冷冻。

王华迅速前往精子库咨询精子冷冻相关事项。精子库的医生在仔细审阅他的相关病史资料及检查结果后，明确指出他这种情况只能进行稀少精子或单精子冷冻，并提出短禁欲后二次取精的建议，即在第一次取精后 2 ～ 6 小时再次取精，以期提升精子总数。在完善相关检查后，他在一个阳光明媚的早上准时来到精子库进行冷冻尝试。

第一次取精后，实验室工作人员立刻对精液进行优化处理。

然而，结果却令人失望——优化处理后镜检全部标本仅查见 8 个活动精子，即便进行单精子冷冻都颇为勉强。经过慎重考虑后，王华决定暂不冷冻，看看二次取精的情况。两个小时后，王华再次鼓起勇气走进取精室，他内心忐忑不安。取精结束后，他紧张地将标本交给实验室工作人员。大约 40 分钟后，实验室的工作人员带来了一个令人振奋的消息：二次取精的精子质量有了显著提升，5μl 精液标本中查见 13 个 B 级精子，已满足稀少精子冷冻的条件。最终，在实验室工作人员的精细操作下，成功为王华冷冻了 4 支稀少精子标本。

数月后，王华带着生殖医学科开具的《用精申请单》再次来到精子库，并告知医生几天后可能会使用冷冻精子，此时他的脸上洋溢着幸福的笑容。几天后，精子库接到生殖医学科的通知，取卵当天，王华的新鲜精液中未能找到足够的活动精子，需使用他的冷冻精子标本。这一刻，王华冻存在精子库的精子标本完成了它们的使命。

几个月后，王华带着怀孕 3 个月的妻子返回青海。夫妻俩的脸上都绽放着幸福的微笑，那笑容如同春日里灿烂的花朵，充满了对未来美好生活的憧憬。

# — 40 —

## 消失的精液

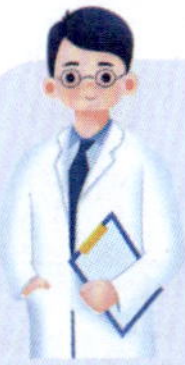

### 冷冻原因概述

逆行射精是由疾病或药物导致射精时精液不经过尿道外口排出体外，而是排入膀胱腔内的疾病。对于逆行射精的患者而言，为防止在进行辅助生殖时无精可用，通常需要进行生育力保存。对于不完全逆行射精的患者，通过多次尝试手淫取精所冻存的精子的质量显著优于尿液精子。

在繁忙都市的一隅，夏雨（化名）和新婚妻子正奔波于人生的路途，心中满是对未来三口之家的憧憬与期待。尽管生活有些忙碌，但他们感到充实且满怀希望。凭借着优秀的业绩，30 岁的夏雨成为公司的销售模范，但这背后却隐藏着无尽的应酬和杂乱的生活作息，即便是健康的体魄也禁不住如此的挥霍，渐渐地糖尿病“闯入”了夏雨的生活，夏雨却选择了忽视，并未行规范性治疗。直到他与妻子备孕 1 年未育而来到生殖男科就诊……

“医生，我和妻子备孕 1 年了，但到现在还没怀上，这会不会与我的糖尿病有一定关系呢？”夏雨疑惑地问道。我随即询问了他的射精量，夏雨脸色变得凝重，回答道：“医生，不知道怎么回事，我现在手淫后精液非常少，有时甚至没有精液，今天我就没能取出精液，导致精液检查无法完成。真的很奇怪，明明有射精的感觉，但就是不见精液，精液去哪里了呢？”我建议道：“明天再手淫取精一次，然后采集尿液送去检查精子，看看检查结果，再分析精液去哪里了。目前考虑可能是逆行射精的缘故。”

逆行射精是指有射精动作发生，但没有精液或仅有极少量液体经尿道排出，射精后即刻留取尿液标本，离心沉淀后观察发现尿液中有精子。造成逆行射精的原因有很多，包括先天性尿道瓣膜等先天性因素，泌尿系统手术导致膀胱颈部关闭不全，疾病因素如糖尿病等。其中，糖尿病引起的逆行射精占 6% ～ 40%[20]。目前尚无治疗逆行射精的特效药物，且治疗手段缺乏大型高质量临床研究支持。这类患者由于正常射精量极少，因此自然生育非常困难，通常需要辅助生殖助孕。

既然患者是逆行射精，那该如何获取精液呢？

对于完全逆行射精的患者而言，可通过收集尿液来获取精子，但由于尿液的影响会显著降低精子的质量，甚至导致无可用精子，患者通常需要多次尝试才能找到可用精子，并进行生育力保存备份。另一种方法是通过睾丸穿刺获取精子，但因该类操作有创口，很多患者难以接受。

对于不完全逆行射精的患者而言，可以通过手淫取出少量精子，但依然存在取精失败的可能，且难以确保获取的精子可用。因此，这类患者在辅助生殖前可于精子库通过多次尝试手淫取精并冻存精子以备后用。由于没有尿液的影响，其冻存的精子的质量明显高于尿液中的精子，可大大提高后续辅助生殖的成功率。此外，随着病情进展，这类患者后期发展为完全逆行射精的风险极高，因此，应尽早进行生育力保存。

通过进一步检查及核实，夏雨确实存在逆行射精的情况，但幸运的是，夏雨偶尔可以正向射出少量精液。因此，我详细地告知其病情及治疗方案，并建议他在精子库尝试手淫取精并冻存精子。最终，夏雨成功通过这一方式冻存了精子，并顺利通过辅助生殖技术拥有了一个健康的宝宝。

## —41—

## “迟来的生长”：垂体柄阻断综合征患者的生育力重生之路

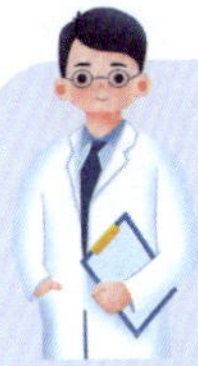

### 冷冻原因概述

垂体柄阻断综合征是一种由出生时异常、外伤或先天性发育异常导致垂体柄横断的疾病。患者会因此产生各类由垂体激素缺乏导致的疾病，如生长发育不良、无精子症等。经过适当的激素补充，部分患者的生育能力可得到改善。针对这部分患者，采取精子冻存措施是保护生育力的有效手段。

24 岁的小张（化名），人生中半数时光是伴随着服用各种各样的药物度过的，虽然他很讨厌吃药，但也不得不感激这些药让他的生命延续至今。这一切的根源可以追溯至他出生时的一场难产。因为胎位不正，小张的母亲历经艰辛才将他带到这个世界。然而，这场看似有惊无险的分娩，却可能隐藏着一个“阴森的病魔”。

随着年龄增长，小张的小伙伴们都逐渐开始发育，也明显长高了，而他自己却没有明显变化。之后在医院进行的全面检查发现了真相——小张患有垂体柄阻断综合征。这很可能是由于出生时的难产损伤了垂体柄这一激素的“传输通道”，导致小张的生长激素、甲状腺激素、肾上腺素及雄激素水平都低于正常范围。从此，不管是口服还是注射药物，激素补充就成了小张生活中不可或缺的一部分。小张自嘲地说，当时觉得自己就像一株即将枯死的禾苗，只能依靠医生的“肥料”勉强生长。

幸运的是，经过多种激素的补充治疗，小张的身高逐渐增长，胡须也长了出来，精神状态也与同龄人无异。但是，另一个问题却一直困扰着他，就是睾丸未发育，也从未有过“遗精”。于是，内分泌科医生建议小张转到男科进一步治疗。第一次面对男科医生，小张很紧张，多年来他一直在内分泌科治疗，对那里的医生很熟悉，而面对“男性”的私密问题，对性知识还很陌生的小张有些羞于启齿。经过男科医生性知识的灌输，小张终于能够正视自己的生育能力和生殖器发育问题。他了解到，这些问题是由促性腺激素缺乏导致的，之前单纯补充雄激素并不能改变生殖器发育现状。而如果促性腺激素能够得到补充，那么他的生殖器仍有机会再次发育并获得生育能力。于是，小张开始了相应激素的补充治疗。

治疗过程很顺利，就像当初他的身高一点点增长起来一样，他的睾丸也以肉眼可见的速度生长，仅仅 3 个月，体积就从约 1ml（婴孩的睾丸大小）发育至 6ml（正常成年男性睾丸大小的一半），并且感受到了晨勃，有了第一次遗精。对于这些迟来的“男生的小麻烦”，学习了足够性知识的小张已经可以轻松应对。

又过了 3 个月，小张的生殖器发育已经接近同龄人水平。这时，医生建议小张进行生育力评估。随后的精液检查证实小张已经恢复了生育能力。得到这个结果的小张笑道：“自己用了半年时间赶上了普通人好几年的成长，这算不算‘揠苗助长’呢？不过这应该是成功的‘揠苗助长’。”对于这来之不易的精子，小张决定将它们冷冻保存起来，以备不时之需。

# 42

## 重启下丘脑垂体性腺轴，寻回“丢失”的精子

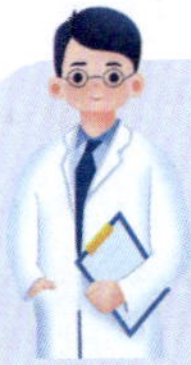

### 冷冻原因概述

低促性腺激素性性腺功能减退症（hypogonadotropic hypogonadism，HH）是由于下丘脑促性腺激素释放激素（gonadotropin-releasing hormone，GnRH）神经元功能受损，GnRH合成、分泌或作用障碍，使垂体分泌促性腺激素减少，进而引起性腺功能不足的一组疾病。本病在青春期前发病表现为青春期延迟或缺失，成年期发病则多表现为性腺功能减退和不育。脉冲式GnRH治疗是治疗HH的常用方案，可以刺激垂体分泌促黄体素和促卵泡激素，从而促进睾丸发育，最终完成正常产生睾酮和精子的功能。

小新（化名）是一名大一新生，在入学后不久便出现了不小的烦恼。原来，自青春期以来，他就发现自己与其他同龄男生有些不一样。除了身高以外，他的其他生理特征似乎并未随着年龄的增长而正常发育，外生殖器依然像孩童时期的形态，而且到了大学时期，他还没有变声。由于初中和高中时期小新并未住校，加之父母经常安慰他男孩子发育可能较晚，这些“成长的烦恼”也就逐渐淡化。然而，进入大学后的住校生活，让他不得不直面

这些现实问题。

在父母的陪同下，小新鼓起勇气来到医院就诊，并向医生讲述了自己的情况。经过一系列检查，他被确诊为 HH，并且检查结果显示他没有精子，即无生育能力。在这样的情况下，医生为小新推荐了携带微量泵的脉冲式 GnRH 治疗。这种治疗方案旨在模拟人体正常的 GnRH 脉冲释放模式，被认为是最接近人体生理状态的治疗方法。虽然这意味着他需要长期贴身携带一个类似“小手机”的设备，但为了能恢复正常，小新还是决定接受治疗。

经过一年多的治疗，小新的身体发生了明显的变化：胡须悄然而生，声音也越发低沉，尤其是外生殖器有了显著变化，他正在实现从小男孩到男子汉的蜕变。怀着惴惴不安的心情，小新再次进行了精液检查，结果令人惊喜，精液中发现了数量不少的精子，且已经达到正常参考值水平。

医生告诉小新，治疗 2 年左右，他的性发育将达到一个相对成熟的状态。届时可以选择将脉冲式 GnRH 治疗改为睾酮替代治疗，后者的费用和复杂程度都相对较低，但生精功能可能会逐渐下降，甚至出现暂时性无精子的情况，不过可以在以后需要生育时再使用脉冲式 GnRH 治疗来恢复生精功能。

想到这一年多来治疗的艰辛，小新深知精子来之不易。于是，小新在父母的陪同下来到人类精子库咨询了生育力保存的相关事宜，并最终完成了 3 次精子冷冻保存。无论未来如何，珍惜当下，保存这份生育力的“火种”，也是为他的“明天”多留一份希望。

# 43

## 从 0 到 1，低促性腺激素性性腺功能减退症患者的生育之路

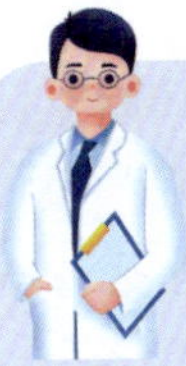

### 冷冻原因概述

低促性腺激素性性腺功能减退症是由下丘脑促性腺激素释放激素（gonadotropin-releasing hormone，GnRH）神经元功能受损，GnRH 合成、分泌或作用障碍，导致垂体分泌促性腺激素减少，进而引起性腺功能不足导致的一组疾病。本病在青春期前发病表现为青春期延迟或缺失，成年期发病则多表现为性腺功能减退和不育。男性患者接受正规治疗后可能产生精子并完成生育。

阿强（化名）是一位勤勉尽责的人民教师，他有一位贤惠的妻子，生活幸福，但美中不足的是他与妻子结婚快 2 年了，仍没迎来新生命的降临。每日与班上的“大孩子”相处，阿强享受着为人师表的责任与喜悦。尽管他常说自己不到 30 岁不急着要娃，但其实内心一直渴望着拥有自己的孩子。

随着这份渴望越来越强烈，阿强和妻子商量后决定一起前往三甲医院进行全面检查。检查结果显示，妻子存在轻微的内分泌失调，卵巢功能不佳；而阿强则是第一次听到“低促性腺激素性性腺功能减退症”这个冗长的疾病名称，在得知自己得了这种可

导致不育的罕见病时，阿强的心瞬间沉到了谷底。然而，当听到医生说这病能够治疗时，他的眼中又重新燃起了希望的光。性腺发育、精子发生、激素替代治疗、人绒毛膜促性腺激素、GnRH 等一系列专业名词冲击着阿强的大脑，让他有些焦虑。与妻子短暂交流后，他冷静下来，并与医生商量好治疗方案。

在接下来接受治疗的一年多里，阿强每隔 1 ～ 2 个月便会前往医院检查自己的精子质量。他惊喜地发现自己的“小蝌蚪”数量从当初寥寥无几发展到数以千万，而且妻子在医院妇科门诊治疗后卵巢功能也有一定好转，在医生告知夫妻二人有机会怀孕时，阿强信心倍增，并与妻子开始了每月的“造人”计划。可是，半年过去了，妻子仍然没有怀孕。

彼时，阿强正面临毕业班的沉重教学压力，长时间熬夜导致他有些精神衰弱。更令他不安的是，自己的精子质量出现下滑。阿强得知人类精子库可以进行生育力保存，于是利用连续 3 个月的周末时间前往精子库，并冷冻保存了多管精子。之后，他与医生沟通后，调整了治疗方案，降低了用药剂量和频次，心无旁骛地投入毕业班的教学工作中。

后来，由于阿强的妻子卵巢功能也存在问题，夫妻二人商量后选择做体外受精 - 胚胎移植。幸运的是，仅一次，阿强妻子便成功受孕，所用的精子正是阿强冷冻保存在人类精子库的精子。不久后，听说阿强所带的毕业班取得了优异的成绩，他迎来了事业与家庭的双丰收。回头看，阿强坚持 3 个月完成生育力保存的决定是何等的明智。

# -44-

# 冷冻保存睾丸精子，为梗阻性无精子症患者上道“安全保险”

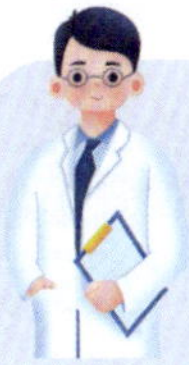

## 冷冻原因概述

据统计，全球约有 15% 的夫妇遭受不孕不育的困扰。近年来，男性生育力呈断崖式下降，男性因素占到了所有不孕不育症病因的 40% ～ 50%[21]，无精子症是极为严重的情况，常由梗阻性或非梗阻性等原因导致。梗阻性无精子症是指输精管道梗阻导致男性精液中未见精子的疾病，但患者睾丸的生精功能是正常的。随着医学技术的不断发展和进步，由附睾梗阻导致的梗阻性无精子症可通过显微镜下输精管附睾吻合术重建精道实现自然妊娠，由射精管梗阻导致的梗阻性无精子症也可尝试通过精囊镜射精管梗阻疏通术使射精管再通。但睾丸内梗阻、睾丸远端多处输精管梗阻、先天性附睾和/或输精管缺如的患者则可依靠睾丸精子联合体外受精-胚胎移植技术实现生育梦想，也可以将睾丸精子提前冷冻保存以备将来使用，同时预防其他因素对睾丸生精功能造成的影响。

对于有生育需求的彭杰（化名）来说，被诊断为“无精子症”无疑是晴天霹雳！医学上根据病因将无精子症分为梗阻性无精子症和非梗阻性无精子症。睾丸是男性产生精子的器官，非梗阻性无精子症就是睾丸这一制造精子的“工厂”停产了，而梗阻性无精子症就是精子在运输途中遭遇阻碍。彭杰就是一位由反复生殖系统炎症引起的梗阻性无精子症患者！

更遗憾的是，经过性激素检测、彩色多普勒超声和输精管造影术等检查发现，彭杰除了双侧附睾尾部梗阻还伴有双侧输精管盆腔段多处梗阻。事实上，彭杰从成年后便反复出现双侧阴囊及睾丸疼痛，最严重的一次甚至出现左侧睾丸明显肿大、阴囊皮肤发红，并持续 3 天高烧，到医院就诊后诊断为“睾丸附睾炎”，考虑生殖道感染所致。经输液抗感染治疗 2 周后，彭杰才逐渐好转。后来，他的睾丸虽偶有隐痛，但因痛感并不剧烈而未重视。殊不知，他的生殖系统炎症不仅导致睾丸附睾炎反复发作，还导致附睾、输精管等输精管道梗阻，最终导致精液中无精子而无法自然生育。

幸运的是，尽管彭杰不能通过手术恢复输精管道的通畅以实现自然生育，但睾丸穿刺术的结果显示他的双侧睾丸生精功能正常。这意味着，未来他可以考虑使用睾丸精子联合卵胞质内单精子注射实现生育。但考虑到反复发作的睾丸附睾炎可能影响生精功能，加之自己因工作需要频繁出国导致夫妻异地分居，彭杰最终选择将睾丸穿刺获得的睾丸精子进行冷冻保存，为自己的生育力上一道“保险”，待日后妻子进行辅助生殖取卵时可直接使用冷冻的睾丸精子。

# - 45 -

# 将“无中生有”的精子存进“银行”，为未来保存希望

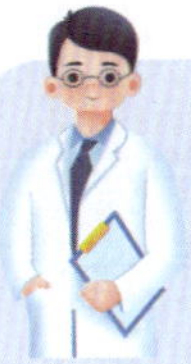

## 冷冻原因概述

低促性腺激素性性腺功能减退症（hypogonadotropic hypogonadism，HH）是以小阴茎、隐睾、第二性征部分发育或不发育等为主要特征的一类罕见病，可由遗传、外伤、肿瘤、手术、药物、放疗或全身性疾病等因素导致，其中大部分成年男性患者表现为无精子症。目前，HH 治疗方案主要包括睾酮替代治疗、促性腺激素生精治疗及脉冲式促性腺激素释放激素（gonadotropin-releasing hormone，GnRH）治疗。治疗方案可根据患者下丘脑 - 垂体 - 性腺轴的功能状态及患者的年龄、生活状态和需求进行选择。睾酮替代治疗主要适用于无生育要求的患者，可促进患者男性化，使患者能够完成正常的性生活和射精，但睾酮替代治疗会抑制睾丸生精功能，患者可能丧失自然生育能力。对于有生育需求的男性患者可通过促性腺激素生精治疗和脉冲式 GnRH 治疗实现精子“无中生有”，并可将精子存进精子库以备后续生育使用，之后可改为睾酮补充治疗。

吴宏涛（化名）是一名大二学生，近期经常感到困倦，全身乏力。自小他便因“娇气”的外表和性格被同学戏称为“小女生”。妈妈总是安慰他说，他只是比其他男孩发育得晚一些，男孩“晚长”很常见，等到“二十三窜一窜”就会有显著的成长变化。然而，即将 21 岁的吴宏涛发现自己仍没有长胡须，喉结也不明显，近期乳房似乎有发育的迹象，而阴毛依然稀疏，外生殖器也偏小，甚至两个睾丸也从小到大几乎没有变化。

这些问题一直困扰着吴宏涛，焦虑、自卑侵蚀着他，使他不愿与其他同学交流。终于，他鼓起勇气向校医院的医生详细地介绍了自己的情况。医生建议他到大型综合医院仔细检查一下。经过一系列详细的检查评估，结果显示吴宏涛的染色体核型为正常的 46，XY，但在性激素检测中发现其促卵泡激素、促黄体素和睾酮水平均明显低于正常值，其他内分泌激素及头颅磁共振成像检查均正常，最终他被确诊为特发性 HH。之所以为“特发性”，是因为其病因并不明确。

医生向吴宏涛介绍了目前特发性 HH 的 3 种治疗方案，即睾酮替代治疗、促性腺激素生精治疗和脉冲式 GnRH 治疗，并结合他的情况建议他进行脉冲式 GnRH 治疗。经过半年多的治疗，小吴逐渐长出胡须，睾丸体积增长至 10ml，精液检查显示其精子水平基本接近正常范围。但考虑到脉冲式 GnRH 治疗的高昂费用，以及精子的来之不易，在与父母商量后，吴宏涛决定将精子冷冻保存在人类精子库，为未来婚后生育做好准备。最终，他成功保存了 12 支精液样本，随后转为采用睾酮替代方案继续治疗。

# -46-

# 存活率为 0 的精子

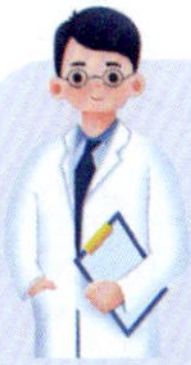

## 冷冻原因概述

坏死精子症是一种特殊类型的弱精子症，表现为精子大量死亡，其发病率为 0.2% ～ 0.4%。根据严重程度，可将坏死精子症分为轻度坏死精子症（精子存活率为 40% ～ 54%）、中度坏死精子症（精子存活率为 20% ～ 40%）及重度坏死精子症（精子存活率低于 20%）。精子发生过程中生殖细胞凋亡、坏死失调均可导致坏死精子症，其病因较多，包括感染、热应激、高龄、接触有毒物质等。另外，约 20% 患者呈特发性，原因不明。现阶段对于坏死精子症的治疗多以治疗原发病为核心，在原发病治疗无效或病因不明的情况下，患者可尝试反复射精、精液优化处理及睾丸穿刺取精联合卵胞质内单精子注射行辅助生殖。值得注意的是，部分重度坏死精子症患者的精液中精子存活率可能为 0，在各种治疗方法失败的情况下，这类患者可尝试行睾丸穿刺术寻找活精子，行辅助生殖助孕实现生育。然而，鉴于睾丸穿刺术存在一定的失败概率及加剧病情的风险，因此，这类患者一旦找到活精子，强烈建议行生育力保存措施。

在一个炎炎夏日的清晨，阳光透过窗帘的缝隙洒在寂静的诊室内。随着叫号器的呼叫，一位名叫李想（化名）的男子进入诊室，他身材健硕，肌肉线条分明。“您好，请问是李想吗？”“医生，您好，我是李想。我想咨询一下与生育相关的问题。”男子带着一丝不易察觉的焦虑坐在我的对面，手中紧紧攥着几份检查报告单。

他问道：“医生，坏死精子症能治吗？”我回答道：“坏死精子症吗？先不要紧张，我需要先了解一下您的基本状况。”随后，我进行了一系统的病史采集及查体工作。当我接过他手中的检查报告时，那是关于坏死精子症的“宣判书”。多份报告单上的精子参数起起伏伏，但精子存活率一栏却无一例外显示为“0”。

在交谈中，李想逐渐敞开心扉，吐露了这段时间的辛酸苦楚。李想是一名厨师，与妻子经营一家餐馆，凭借精湛的厨艺，餐馆的生意很火爆，虽说长时间的久站、熬夜及高温环境工作令他异常疲惫，但看着可观的收入，夫妻二人依然干劲十足。在倾心于事业之时，时间也在一点一滴流逝。转眼间，李想已 41 岁，在父母的百般催促下，夫妻二人开始备孕。他们信心满满，憧憬着有孩子后的幸福生活。为此，李想开始戒烟、戒酒，拒绝各种应酬。然而，1 年过去了，他们却未能如愿以偿。这时夫妻二人才着急起来，并前往当地医院进行生育检查。当李想拿到精液检查报告时，瞬间傻了眼，精子存活率为 0。他焦急地找到医生复诊，医生诊断李想为“坏死精子症”。在后续长达半年的治疗中，李想陆续尝试了常规的抗氧化和内分泌治疗，但多次复查结果未见好转。随后他又尝试短间隔排精行精液检查，依然不见活精子。在一次次复查之后，看着报告上“精子存活率为 0”的结果，夫妻二人陷入了绝望。

“既然抗氧化和内分泌等治疗效果都不好，那只能尝试一下睾丸穿刺术了，看是否能够找到活精子，为后续辅助生殖创造机会！”我说道。“还有希望吗？医生，只要有希望，我就愿意尝试！”李想坚定地回答，语气中夹杂着些许期待。

李想属于重度坏死精子症患者，高龄、长期高温环境作业导致的睾丸热应激、不良生活习惯可能是其发病原因。目前，对于这类患者，当各种治疗方法均无效时，可通过诊断性睾丸穿刺术查看睾丸内是否存在活精子。一旦查见活精子便可立即进行生育力保存，避免后续行辅助生殖时出现配偶取卵后而男方无活精子的情况。此外，随着病情进展，睾丸内精子完全坏死的风险也在增加。因此，生育力保存对这类患者具有重要意义。

最终，李想在行诊断性睾丸穿刺术后查见活精子，并进行了精子冷冻保存，在后续的辅助生殖流程中也使用了冻存精子，李想如愿以偿地迎来自己的孩子。经皮睾丸穿刺活检术、生育力保存及辅助生殖技术的联合助力，成就了李想的“爸”业之路。

# 47

## “迷路”的精子，能找到回家的路吗？

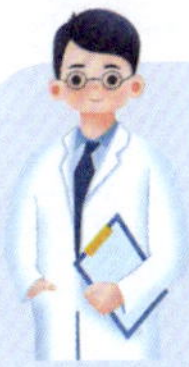

### 冷冻原因概述

逆行射精是由各种因素导致患者将精液射入膀胱内，而非正常经尿道射出的一种病症，可引起功能性不育。

老黄（化名）今年30多岁，是一名办公室文职人员。两年前，他在体检时被发现患有糖尿病，此后，他在生活中格外注意饮食管理、适当运动和规律作息，等等。但最近 1 年，老黄又发现自己在性生活方面出现问题，每次性交时虽有射精感但无精液排出。这让他急得像热锅上的蚂蚁，尤其是考虑到今年他和妻子计划好要备孕。

事不宜迟，老黄迅速前往医院。经过一番详细的问诊和检查，医生在老黄射精后的尿液中发现了精子，但仅有少量 A 级和 B 级精子。医生考虑老黄为逆行射精，其原因很可能是糖尿病引起的膀胱颈关闭不全。鉴于老黄迫切希望生育，医生建议他先接受药物治疗，并且要有效治疗及控制糖尿病病情。但经过 3 个月的治疗，老黄逆行射精的情况仍未见明显好转，他的妻子年龄与老黄相近，夫妻二人因担心年龄增长后生育难度更大而陷入了深深的焦虑。

正当老黄一筹莫展之时，医生建议他们考虑进行辅助生殖，但前提是需要成功获取精子。考虑老黄的情况，目前有两种技术可以选择，一是尝试从射精后的尿液中提取精子，二是尝试通过睾丸穿刺活检从睾丸内获取精子，但后者为有创操作。无论采用哪种方式，一旦成功获取精子，都建议将精子冷冻保存起来。老黄夫妻仿佛抓到了“救命稻草”，立即前往人类精子库咨询逆行射精患者精子冷冻保存的相关事宜。

再次进行检查和准备后，老黄又一次尝试了取精，仍在尿液中发现了精子，与之前不同的是，经过精子库医生提前调整了老黄尿液的酸碱度后，这一次尿液中的精子活力明显提升，出现了大量 A 级和 B 级运动精子。精子库实验室随即对尿液标本进行优化并尽可能提取更多的精子，为老黄冷冻了 2 支精子标本，为后续辅助生殖技术助孕提供了可能性。

回想这段经历，老黄感慨万千。自己一向生活规律，不承想“小蝌蚪”竟跑错了赛道，差点耽误了自己的生育大事，好在医学技术帮助它们“迷途知返”……后来，老黄妻子通过体外受精－胚胎移植技术成功受孕，老黄心中的大石头总算落地，终是得偿所愿。

# －48－

## 辅助生殖前勃起功能障碍该怎么办？

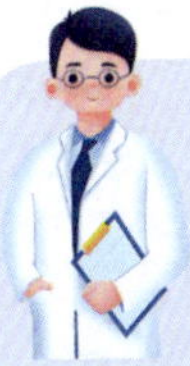

### 冷冻原因概述

心理性勃起功能障碍不同于器质性勃起功能障碍，它并没有结构异常，往往在个体压力较大或紧张时出现。拟行辅助生殖的夫妇生育压力通常较大，加之辅助生殖往往耗时较长，男方在此期间会持续承受较大的心理压力，当这种压力突破临界值就可能导致心理性勃起功能障碍。当女方在取卵时，男方需同步完成取精，若此时出现心理性勃起功能障碍，大多数男性将不得不选择睾丸穿刺取精。然而，睾丸穿刺取精并不能确保成功获得可用精子。因此，对于在辅助生殖期间出现心理性勃起功能障碍的男性患者，建议预先进行自体精液保存，以备不时之需。

“我真是不中用，怎么这个时候突然就不行了啊？！”张鹜（化名）懊恼地看着妻子。糜菔（化名）心里也泛起一阵担忧，关切地望着丈夫，因为自己双侧输卵管堵塞只能进行辅助生殖，这件事已经困扰他们 2 年了。“2 周后就要取卵了，明早再试试，如果还是不行，就去医院看看。”张鹜皱眉说道。“好，那早点睡吧。”糜菔点头应道。这一夜二人都未休息好。清晨 6 点他们又试了一次，张鹜刚开始还能勃起，但阴茎还没插入阴道就疲软了。

失望的张鹜立刻挂了就近医院的生殖男科门诊号。门诊医生在仔细询问了张鹜的病情后，初步诊断其为心理性勃起功能障碍。夜间勃起功能监测和性激素检验均未发现异常。医生为张鹜开具了助勃药物，并建议他放松心态，保持规律性生活。同时，医生告知他，若取卵日无法通过手淫取精，可以通过睾丸穿刺取精作为补救方案。但在得知睾丸精子只能用于卵胞质内单精子注射（第二代试管婴儿）后，张鹜还是决定优先选择精液精子。回家后，张鹜进行了数次尝试，发现一旦想到“辅助生殖”，他的性欲便立刻消退，照此下去他很难在取卵日成功手淫取精。

3 天后，张鹜又来到了生殖男科。鉴于其巨大的精神压力和拒绝睾丸穿刺取精的意愿，医生建议他可以尝试提前进行自体精液保存，万一在取卵日无法顺利手淫取精，可以立刻使用冻存的精液完成辅助生殖。

夫妻二人经过一番商讨，认为自体精液保存方案安全性高，对身体没有创伤，值得一试。于是张鹜前往人类精子库预约了自体精液保存，其实张鹜的精液质量很好，在没有辅助生殖取精压力的情况下，他顺利地完成了自体精液保存。

取卵日当天，看着糜菔进入手术室，张鹜再次被紧张“包裹”，手淫取精又失败了。好在张鹜已事先告知生殖中心他近期在精子库进行了自体精液保存，生殖中心在取卵前一天已经从精子库获得了他冻存的精液，因此，有惊无险地完成了辅助生殖。

若未事先进行自体精液保存，当取卵日无法完成手淫取精，大多数人只能选择睾丸穿刺取精。自体精液保存为心理性勃起功能障碍患者的生育之路“兜底”的同时，也为他们提供了更多的选择和可能性。

# -49-

## 直面睾丸炎，奔向阳光

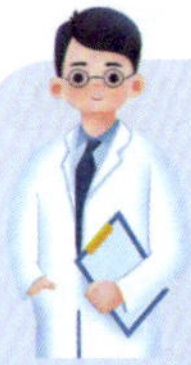

### 冷冻原因概述

流行性腮腺炎是由腮腺炎病毒引起的呼吸道传染病，以飞沫传播为主，常表现为高热、腮腺肿胀。腮腺炎病毒主要侵犯腮腺，但也可以侵犯其他腺体或神经系统。生殖腺也是腮腺炎病毒常侵犯的部位之一，可引起睾丸炎，主要表现为睾丸胀痛、触痛等。流行性腮腺炎为自限性疾病，大多数感染者症状持续10余天可自行消退。但部分患者的睾丸损伤是永久性的，在成年后可表现为无精，导致不育。通过显微镜下睾丸切开取精术可在患者睾丸中找到精子，实施人工辅助生殖技术，帮助患者实现生育。

“以前有过睾丸肿痛的情况吗？”我如往常一样对新入院的患者进行病史询问。“嗯，好像有过一次”，李强（化名）略微沉思一下，抬起头继续说着，“那次好像还是我上小学的时候，在外面玩，被大雨淋湿，第二天就发起高烧，再后来睾丸就肿得好大，把我爸妈都吓坏了。”说到这里，李强有些愧疚地看了看新婚妻子。“那就对上了。”我在心里默默地说。紧接着又对他进行了常规的生殖系统检查，发现他的双侧睾丸体积共约 8ml，再结合李强的染色体检查结果及激素化验结果，我大概推断李强是由睾丸炎导致的睾丸生精功能受损，进而不育。

流行性腮腺炎常伴发睾丸炎。由于该病有自限性，流行性腮腺炎继发的睾丸炎多可以自行康复。但睾丸肿胀症状消退后的损伤常常不被注意，可能会有睾丸体积缩小的表现，但多被患者忽略。在多年以后，往往因为不育而被问及病史才回想起来。但此时睾丸损伤已无法恢复。

我大概将病情与李强说了一下。“那有什么办法能恢复吗？我们计划要孩子呢！”他的妻子着急地问。我完全可以理解她的焦急和关切，很多新婚夫妇都希望能够拥有自己的爱情结晶。而眼前的李强却因为多年以前的那场大雨而不能拥有完美的人生。“可以考虑进行显微镜下睾丸切开取精术，他的睾丸虽然因为炎症受损了，但是有些部位应该还有发育比较好的生精小管，取到精子的概率还是很大的。”听到我的回答，李强夫妻二人的表情舒展了一些，仿佛在大雨中看到了天晴的迹象。

最终手术结果很好，从李强的睾丸中取得了足够的精子，并冻存了 4 管标本。1 周后，李强的病理结果显示，李强睾丸组织部分曲细精管变性，生精细胞坏死，虽然部分生精小管形态尚可，但随着年龄的增加，日后的情况可能不容乐观。好在目前已经有了冻存的精子，他们可以通过辅助生殖技术拥有自己的孩子，同时我也叮嘱李强日后记得定期复查睾丸超声及激素水平，如有异常，及时就医。李强出院的当天，晴空万里，看着他们离去的背影，我想，正如此刻的天气，他们的生活也终于“雨过天晴”了。

# －50－

## 微笑面对伤痛，人生不留遗憾

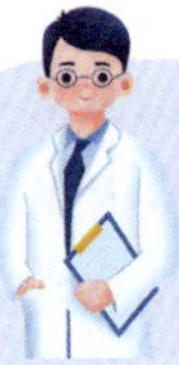

### 冷冻原因概述

睾丸是重要的生殖器官，但是由于其位置浅表，极易受到各种撞击而使睾丸外伤，如果外伤后未重视并及时处理，则可能会造成睾丸萎缩，并影响生精功能及雄激素分泌功能，进而影响患者的生育力及性功能。在患者的睾丸彻底丧失生精功能前，及时进行精子冷冻能够为这类患者保留生育后代的机会。

门诊中，这个 18 岁的青年充满了朝气与活力，然而在阳光帅气的外表下，他却有着自己的难言之隐……

赵磊（化名）酷爱打篮球，2 年前，在与同学打球时，不幸被篮球撞伤了睾丸，当时就形成了很大的血肿。医生在进行冷敷、止痛等处理后，告诫赵磊在 2 周内要绝对卧床休息，不可以再剧烈运动。然而 16 岁的青少年又怎么会轻易被说服。伤后 1 周，感觉疼痛已经减轻的赵磊就又和同学“奋战”在篮球场上了。最近 1 个月，赵磊发觉自己的双侧睾丸比以前缩小了，告知父母后，父母赶紧带赵磊来医院就诊。

当我了解了赵磊的病史后，不禁为这个 18 岁的青少年感到惋惜，他的父母也是一脸自责，然而也许是懵懂无知，也许是年轻气盛，赵磊却是一副满不在乎的模样，他似乎还不明白这会对自己将来的人生造成多大的影响。

睾丸丰富的血供使其受伤后极易形成血肿，血肿会影响睾丸的局部血供，伤后如果不重视，睾丸局部组织会由于长期血供不足逐渐出现萎缩，再加上睾丸外伤后会引起机体自身免疫性炎症，进一步损伤睾丸，并且这类睾丸萎缩通常是不可逆的，睾丸组织损伤造成生精微环境的改变，将会导致患者不育，同时睾丸间质细胞的大量丧失还会使患者睾酮水平下降，影响性功能及身体其他系统的功能。

在听到我的耐心解释后，这个青少年似乎意识到了问题的严重性，脸上露出了慌张的表情。而他的父母更是紧张地询问："医生，有没有什么挽救措施，我的儿子才 18 岁，今年刚考上大学。"

是啊，他还有很长的人生之路要走，这次的疏忽不应该拖累他的一生。目前赵磊的睾丸生精功能尚存，雄激素缺乏问题也可以通过雄激素替代治疗解决，但是外伤后的睾丸萎缩是不可逆的，随着他的睾丸一天天萎缩，生精功能不知何时就会完全丧失，因此及时取精并冻存对于保存他的生育力来说至关重要。

随后在父母的安慰和鼓励下，赵磊逐渐接受了现实。之后的 2 天，赵磊在精子库中冻存了 8 管悬液。有了这些储备，赵磊和他的父母可以暂时松一口气了。我又嘱咐赵磊以后定期复查睾丸超声及性激素水平，若有其他异常，及时就医。赵磊郑重地点了点头。

赵磊即将迈入大学校门，开始新的人生旅程，精液冻存加辅助生殖技术可以保障他未来做父亲的能力，不让他的人生留下遗憾。

# —51—

## 时隐时现的精子

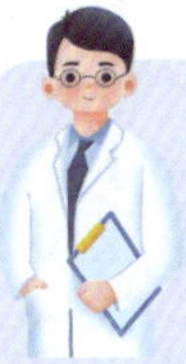

### 冷冻原因概述

少精子症是指射出体外的精液中有精子，但一次射精的精子总数＜ $39 \times 10^6$/ml（或精子浓度＜ $16 \times 10^6$/ml）。当精子浓度＜ $5 \times 10^6$/ml 时，则为严重少精子症，根据精子浓度可进一步分为重度少精子症（$1 \times 10^6$/ml ≤ 精子浓度＜ $5 \times 10^6$/ml）、极度少精子症（0＜精子浓度＜ $1 \times 10^6$/ml）及隐匿精子症。其中，隐匿精子症是指新鲜精液制备的玻片中未见精子，但在离心沉淀团中查见精子。对于极度少精子症和隐匿精子症患者而言，自然致孕的概率几乎为 0，通常需要借助辅助生殖技术（assisted reproductive technology，ART）助孕。然而，因这类患者的精子数量及质量极不稳定，有时甚至出现无精子的情况，致使在配偶取卵后出现无精子可用的尴尬境地。因此，ART 前精子的冷冻备份成为不可或缺的一步。此外，对于该类患者而言，不排除睾丸生精功能进一步衰退的风险，随着病情的加重，甚至可发展为无精子症。因此，从长远来看，生育力保存对实现这类患者的生育需求意义重大。

“哎，为什么这种事情会发生在我身上！”“没事儿，我们再找医生看看有没有希望找到！”独特的口音令我感到陌生，但对话中流露出的无奈和叹息却无比熟悉，这是门诊中为生育问题而来的患者常有的情绪表达。我循声望去，只见这对夫妇已走到电脑桌旁。男子高大威猛，孔武有力；女子身形丰腴，双颊泛着淡淡的高原红。男子粗犷的声音响起：“您好，实在不好意思打扰您工作了，医生说我患有无精子症，需要做显微手术找精子。”“您是想了解关于显微取精手术的问题吧！”我回答道。

男子名叫多吉（化名），他从背包里掏出一个文件夹，里面整齐地存放着既往的检验结果。我仔细地查看了这些检查结果，除了染色体相关检查未发现异常外，其他如超声、性激素检查等均显示睾丸功能欠佳。而当我翻阅到精液检查结果时，一个醒目的“0”呈现在眼前——精液浓度为“0”。我再次仔细核对了精液检查报告，发现精液并未做离心处理，而且只检查了一次。

这时，多吉的妻子焦急地询问我：“医生，怎么样？还能找到精子吗？”我谨慎地回答她：“目前还不能确定！从目前的检查结果来看，多吉的睾丸功能确实很差，但仅凭这一次未经过离心处理的精液检查，并不能直接诊断为无精子症。”“那是不是还有希望？”多吉一扫脸上的阴霾，激动之情溢于言表。“对，但你的状况确实不太理想。”我抬头望向他，只见他脸上的兴奋瞬间又化为焦虑和不安。随后，我建议他复查精液并完善其他检查，等结果出来后，再制定后续治疗方案。看着夫妻俩满脸的忧愁，我安慰道：“最终诊断还没有确定，不要灰心！”

说罢，夫妻俩匆匆地走出精子库大门。他们一边低声议论着，一边快步朝门诊方向走去，背影中透露出迫切与期待。

两个月后的一天，一个熟悉的声音传来：“您好，我来咨询精子冷冻的相关事宜。”我好奇地走出办公室，定睛一看，正是多吉和他的妻子。多吉也恰好看见我，兴奋地喊道：“医生，听了您的建议，我在门诊复查了精液，第一次是在离心后发现精子，第二次检查便直接在什么板子上找到了精子，专家说检查结果比上次还好，我就马上来精子库了。”“是 Makler 精子计数板吧！”我笑着回答道。“对对对！”多吉开心地笑道，接着又说：“门诊专家告诉我，我属于隐匿精子症，建议我尽快冷冻精子以备后续使用。多谢您当时的建议。”

多吉是一位典型的隐匿精子症患者，这类患者需要完善的诊疗流程，以及高质量的精液常规检查明确诊断，否则极易误诊，此外精子冻存可有效避免辅助生殖助孕前无精可用的尴尬境地，确保辅助生殖流程的顺利进行。最终，多吉通过 4 次尝试，成功进行了稀少精子冷冻。目前，多吉的妻子已完成相关检查，并进入了辅助生殖流程。让我们静待他们的好消息。

# 52

## 战胜隐睾，重拾“幸福”

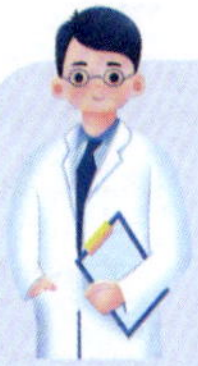

### 冷冻原因概述

隐睾是男童最常见的先天性生殖系统疾病之一，睾丸未能正常下降到阴囊中，而是停留在腹股沟管或者腹腔内其他部位。不合适的环境会影响睾丸的生长发育，因此异位的睾丸常常发育不良、体积小、质地软，并且隐睾的生精功能差，发生恶变的概率也比正常睾丸高数倍，甚至数十倍。患儿在 1 岁前手术处理后，睾丸大多可下降至阴囊，并不影响日后的生育能力。但是成年后确诊的隐睾患者，其睾丸生精能力已严重受损，可导致不育，因此，在行隐睾手术中结合显微镜下睾丸切开取精术，寻找可用的精子并冻存，以便患者日后行辅助生殖技术使用。

18 岁的小艾（化名）阳光开朗、富有青春活力，对世界充满激情与好奇。然而，就在他步入人生新阶段、沉浸在升入大学的喜悦中时，在一次学校组织的体检中，他被医生告知患有隐睾，阴囊空空如也，“没有”睾丸。

后来，小艾在父母的陪同下来到医院。在听到我大致介绍了隐睾的发生与诊疗情况后，小艾的父母愧疚地说：“都怪我们做父母的不懂，只是希望他能吃饱穿暖、好好上学，忽视了这方面。”而小艾却表现出与其年纪不相匹配的镇定，他问：“医生，目前，隐睾手术成功率是多少？我以后还能生育吗？”看着小艾诚恳的目光，“也许他是在故作镇定吧！”我内心不禁感慨。小艾的父母像大多数中国的父母一样，辛苦地劳动，只为了让家人能吃饱穿暖，让孩子能好好上学，生活的重担已经使他们不堪重负，又怎能苛求他们面面俱到呢？小艾是个懂事的孩子，这个时候他的抱怨只会增加父母的负罪感，他已是一名大学生，已经成年了，也希望能像父母一样扛起责任。更何况，抱怨又能解决什么问题呢？

考虑到成年人隐睾术后即使睾丸下降固定成功，其生精功能也难以恢复如常，并且恶变的可能性还远高于正常人，我们建议在行隐睾手术中结合显微镜下睾丸切开取精术，寻找可用的精子并冻存，为小艾以后的生育上“保险”。小艾和父母欣然同意治疗方案。最终手术结局还算好，成功地将小艾右侧睾丸下降到了阴囊内，但是左侧精索过短，充分游离睾丸引带之后，仍不能牵入阴囊内，因而只能选择切除。庆幸的是，在切除前，通过显微镜下睾丸切开取精术，找到了8条活动的精子，冻存起来。这样即使将来小艾的右侧睾丸丧失了生精功能而导致不育，或者发生了恶变而不得不切除时，他仍可以使用冻存精子行辅助生殖技术，拥有自己的后代。

术后小艾很快恢复了年轻人的活力，我叮嘱他一定要定期复查右侧睾丸的情况，并且将来如有生育需求，需要进行辅助生殖，记得回来提取他的精子。此时的小艾目光仍旧坚定，这一次的他不再是故作镇定，而是在经历困难后真正成长了。

真正的成长总是发生在不经意间，人生的坎坷会让我们和家人感到痛苦，但也正是有了这些挫折，才让人生显得丰富多彩。

# -53-

## 出路被堵，精子该何去何从？

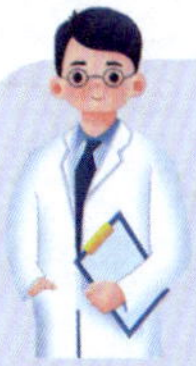

### 冷冻原因概述

双侧输精管壶腹部与精囊在前列腺底部后方区域汇合，形成双侧射精管。这两条射精管分别沿着旁正中线，紧邻前列腺小囊的两侧穿越前列腺实质，开口于精阜区域。射精管为近粗远细的锥形管状结构，由于其口径极为细小，因此，发生感染和炎症时，极易引起射精管开口炎性狭窄而使射精管远端梗阻，影响精液正常排出。对于症状严重者，一般需要手术治疗。但手术存在一定风险，可能造成二次损伤。

“医生，您看我还有生育的希望吗？”小林（化名）将所有检查报告递给了李医生，焦急地问道。李医生仔细审阅了小林的检查报告：29 岁育龄期男性，精液常规检查中发现精子数量极少，精液中白细胞数量高于参考值，精浆中弹性硬蛋白酶也明显高于参考值，而性激素水平和染色体检查均正常，彩色多普勒超声提示双侧精囊明显增宽。“这里还有一份两年前的精液报告的照片！”小林将手机递给李医生，那时的精液报告显示其精子质量基本正常，精子总数达到数千万。

“你这两年有没有出现过尿路感染的情况？”李医生问。小林稍微沉思了一下，然后答道：“有的，半年前有一次出差时，不知是水土不服还是其他原因，我连续 1 周都有轻微尿痛，甚至出现了一次尿血。但回家后症状慢慢消失了，也就没太在意。”“根据你的病史和检查结果，初步判断可能是泌尿生殖道感染引起的精囊射精管区炎性梗阻，导致精液无法正常排出，从而影响了精子质量。”李医生告知小林自己的初步判断。

针对这一情况，李医生建议小林可以考虑手术探查射精管，同时说明了手术风险，即可能再次损伤射精管，导致完全性梗阻，精子无法排出。面对这样的手术风险，小林十分担忧，询问有无其他办法。“我们可以先保守治疗一段时间，如果这期间精子质量有所好转，则争取完成精子冷冻保存。”李医生根据小林的要求给出建议。

于是，小林开始接受规律的抗炎和抗氧化药物治疗，并每半个月进行一次精液检查。大约一个半月后，小林精液中的精子数量明显增多，虽然仍然未达到正常参考值水平，但较之前已有明显改善。小林遵循李医生的建议，迅速前往人类精子库，完成了稀少精子冷冻，成功保存了 2 支标本，后来又陆陆续续保存了 6 支标本。

经过 3 个月的治疗，小林的精子质量虽有一定好转，但仍不足以实现自然致孕。他慎重思考后选择接受手术治疗，毕竟已经进行生育力保存，即便手术效果未达预期，也仍可以通过辅助生殖技术助孕。

精道手术前进行精子冷冻保存不失为一种未雨绸缪的“保险”选择。

# 54

## 在隐匿精子症的生育暴风雪中，用爱驱寒

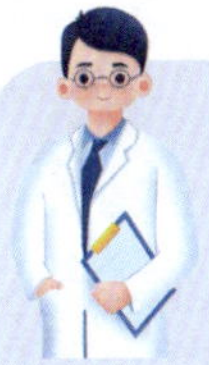

### 冷冻原因概述

隐匿精子症是指精液涂片显微镜下未观察到精子，但将精液离心后，在离心沉渣中可观察到精子的疾病。隐匿精子症通常是性腺功能减退症的一种表现，意味着患者的生精功能极度低下，其精液中的稀少精子可间歇性存在。对于隐匿性无精的患者可提前进行精子冷冻，并通过卵胞质内单精子注射

完成辅助生殖。而对于由精子质量差、精子数量过少导致无法提前冷冻精子的隐匿精子症患者，可考虑行显微睾丸取精术，以期在获取精子的同时减少对睾丸的损伤，保护睾丸功能。

小李（化名）夫妇第一次来到生殖男科是在 3 年前，来进行备孕前的检查。他们看起来 30 多岁，精神饱满，手里拿着就诊单，有说有笑，眉眼间流露着幸福。

第二次是女方独自前来的，她问道："医生，隐匿精子症患者就真的没有办法生育了吗？"

我看了看她手上的报告单，精子浓度为 $1.2\times10^6$/ml，便回答道："自然生育的概率确实很低，可以尝试一下能不能找到活动精子冷冻起来，然后做辅助生殖。"

女方接着问："辅助生殖？是试管婴儿吗？"

我点了点头。

之后，很长一段时间我都没有再见过他们。直到有一天，他们再次出现在我面前："医生，我们决定做精子冷冻了。"在交谈中，我得知他们想要自然受孕，为了治病四处求医，省内外中医、西医试了个遍。但现在精液质量还是时好时坏，有时候能找到精子，但很多时候找不到。

我告诉他们："像你们这种情况，冷冻精子之后做辅助生殖是不错的选择。"

女方点头表示赞同，说道："是的，我们看了很多专家，他们都是这样说的。只要找到精子就好办了，所以我们决定先把精子冷冻起来。"

冷冻前的检查结果出来后，我建议他们做单精子冷冻，这是最适合小李这种精子数量少、活力差的隐匿精子症的情况。常规冷冻技术无法成功冷冻精子，但单精子冷冻技术很有希望。然而，他们先后前来尝试冷冻了两次，都没有找到精子。男方甚至问起了供精辅助生殖的问题，我看得出来，他们应该是做了很多准备。

男方沮丧地说："不然放弃吧？！"女方摇了摇头。

在最后一次尝试中，离心优化处理后，我们在显微镜下极力寻找了近两个小时，令人无比欣慰的是，最终找到了 16 条活动精子，成功进行了单精子冷冻！

得知这一消息时，小李无比欣喜。当天是小李单独来的，他在第一时间拨通了妻子的电话："找到了！"3 个字掷地有声又饱含希望。

纪录片《人间世》的片尾说："暴风雪终将结束，经历过的人们可能不会记得自己是怎么挺过来的。"而在生育困境这场暴风雪中，作为旁观者的我，看过很多人走散，也看过很多人因为携手而最后挺过来，其中没有对错、没有是非，甚至没有选择。看着小李离开的背影，我在想，拥有相互扶持的爱人，或许是人们抵御人生暴风雪的"铠甲"。

# 55

## 保留火种，给未来留点希望

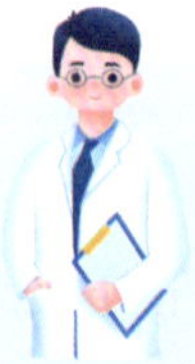

### 冷冻原因概述

男性性腺发育不良是一组以成年男性睾丸发育显著小于常人为特征的疾病。它由多种原因引起，其中就包含先天性性染色体异常导致的克兰费尔特综合征。克兰费尔特综合征患者比正常男性多了一条或多条 X 染色体，典型的染色体核型为 47，XXY。除显著的睾丸发育不良之外，克兰费尔特综合征患者常伴有进行性的睾丸生精功能衰竭，成年后精液检查常提示严重的少精子症，甚至无精子症。因此，对于克兰费尔特综合征患者而言，及早诊断和进行生育力保存将可能为他们保留未来的生育希望。

小杨今年 23 岁，刚刚大学毕业。然而看似阳光开朗的他却有个藏在心底的秘密——尽管身材壮实，却存在男性发育问题。在 5 年前的一次毕业旅行中，小杨在更衣室意外发现自己的“蛋蛋”与周围的朋友们存在显著差异。小杨回家后就到附近的医院咨询，得到的答复如同晴天霹雳：他的睾丸完全没有发育，生育能力几乎为零。当时小杨及其家人选择接受这一残酷的现实，并放弃了进一步治疗的念头。

转眼间5年过去了，其间小杨一直默默地关注着自己的发育情况，但遗憾的是，奇迹并未出现，自己的“蛋蛋”仍无任何发育的迹象。直到有一天，小杨在网上浏览信息时，无意中看到了一篇健康科普文章——“小睾丸中可能蕴藏大秘密，精子冷冻保存生育梦想”。这篇文章让小杨重新燃起了求医的希望，他意识到医学技术或许已经有新的进展，可以解决自己的问题。小杨将自己的想法告诉了父母，并得到了家人的一致支持。于是，小杨再次踏上了求医之路。

其实，小杨自从发现发育异常以来从未进行过生育力评估。因此，他抱着希望和一丝侥幸来到医院就诊，希望找到自己睾丸不发育的原因。很快，医生给出了“男性性腺发育不良”的诊断，并建议进一步完善检查，以评估生育能力和睾丸发育不良的原因。

经过近1个月的等待，小杨拿着检查报告再次来到医院。医生分析了各项检查报告，最终给出诊断：小杨患有克兰费尔特综合征。医生为小杨详细解释了这一疾病。听了医生的解释，小杨的心情瞬间跌到谷底。然而，医生随后告诉小杨，他的情况属于不幸中的万幸，因为大多数克兰费尔特综合征患者都是无精子症，但他的精液检查中发现了极少量的精子，这意味着他仍然保留着生育的一线希望。但医生也提醒小杨，克兰费尔特综合征还有一个特点，就是睾丸生精功能会随着年龄的增长而进行性下降，他目前可能处于即将发生无精子症的临界点上。因此，医生建议小杨立即进行精子冷冻保存。

经过一番深思熟虑，小杨决定听从医生的建议，立即进行了精子冷冻保存。整个过程进行得非常顺利，精子保存之后，小杨拥有了生育力的备份，他心中的一块巨石终于落地了。尽管他将一直伴随着这条多出来的“X”染色体生活，但仍然对未来充满希望。

# -56-

## 隐藏的“小蝌蚪”——冷冻保存抓住一线“生”机

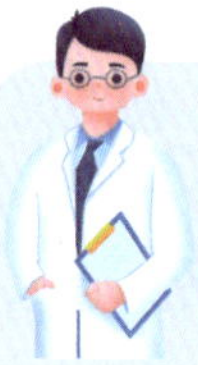

### 冷冻原因概述

隐匿精子症是指新鲜精液制备的玻片中没有精子，但在经过离心处理后的沉渣中可找到精子，是一种严重的精液异常。隐匿精子症患者极难自然生育，往往需要借助辅助生殖技术实现生育。此外，隐匿精子症的另一特点是精子数量不稳定，“时有时无”“若隐若现”。随着生精状态的波动，精子质量可能进一步恶化，甚至发展到“无精”的状态。因此，隐匿精子症患者可以通过将精液离心后尚存的精子进行冷冻保存，以此作为生育力备份，为后续的辅助生殖做准备。

“请 28 号王 ×× 到男科诊室就诊。”随着候诊室叫号器的播报声，小王（化名）深吸一口气，手中紧握着几份检查报告，进入男科诊室。医生仔细地询问小王的病情，小王虽一一作答，但心中潜藏已久的疑问却始终没有讲出。直到医生仔细审阅过检查报告后，让他再进行一次精液检查时，小王才如梦初醒般抬头问道：“我之前的检查结果显示精液中没有精子，为什么还要查精液呢？我是不是只能通过‘供精’的方式才能生育啊？”听到小王的疑问，医生耐心地向小王解释，他先前的检查并未评估精液离心处理后的情况，存在离心处理后能在沉渣中发现精子的可能性，所以这次的检查非常有必要。现在检查，下午就可以知晓结果，届时再决定是否进行“供精”。听罢，小王低头应了一声，迈着略显沉重的步伐离开诊室去进行检查。

等待检查结果的小王内心忐忑不已，脑海中不断回放着最近的经历。

两个月前，新婚的小王夫妇正为备孕积极做着功课，妻子建议小王在备孕前进行精子检查以评估生育能力。于是，小王在当地妇幼保健院做了检查，可不料结果竟是“未查见精子”。小王起初认为是这段时间未休息好所致，于是过了一阵子又去复查，但结果依旧。这下小王夫妻俩慌了神，他们开始在网络上搜索相关信息，最终得出结论“只能进行供精生育”。经过一番纠结，小王决定咨询专业医生，于是有了这次就诊经历。

转眼到了下午，沉浸在思绪中的小王被手机报告的推送声拉回现实。他迅速拿着报告去复诊，殊不知这份报告即将改变他的生活轨迹。

报告显示：原液中未查见精子，离心后查见4个A级、3个B级、8个C级、4个D级精子。医生对小王说：“你还是有精子的，你这种情况属于‘隐匿精子症’。虽然目前尚有精子，但是未来存在精子质量进一步变差，甚至彻底变成无精子症的可能。”“那……我现在该怎么办？”面对这突如其来的消息，小王有点语无伦次。经过医生的详细解释，小王了解了隐匿精子症的特点，并决定接受医生的建议，通过“单精子冷冻”来保存生育力。在接下来的1个月内，希望与失望在他的生活中此起彼伏。

正常男性的精子数量以千万至亿计，而“单精子冷冻”是对个位数级别的精子冷冻，旨在抓住隐匿精子症患者生育的“种子”。在完成精子冷冻前的评估后，小王和妻子来到精子库，开始了首次精子冷冻的尝试。然而，结果却令人大失所望：这次检查未查见精子，无法进行冷冻。疑惑不解的小王连忙询问工作人员为什么这次检查又没有精子了。经过工作人员的耐心解释，小王明白了隐匿精子症的“狡猾”之处——精子数量极不稳定，需要反复检查才能捕捉到精子。这让小王重拾信心，决定过段时间再尝试一次。

两周后，小王再次迈入精子库的大门，这次他的心态更加平和。幸运的是，这次小王的精液中成功找到了精子并进行了冷冻。精子库的工作人员为他成功保存了 8 条精子。此后，小王又陆续尝试了 4 次冷冻，其中 3 次成功保存了精子。两个月内，小王进行了 5 次尝试，共保存了 70 余条精子，为他的生育力留下了“火种”。

小王这短短几个月的经历只是成百上千隐匿精子症患者尝试生育力保存的一个缩影，也是他们求子路上的一个路标，象征着希望与坚持。

## 参考文献：

［1］COCUZZA M，ALVARENGA C，PAGANI R. The epidemiology and etiology of Azoospermia［J］. Clinics（Sao Paulo），2013，68（Suppl 1）：15–26.

［2］CHEDRAWE E R，KEEFE D T，ROMAO R L P. Diagnosis，classification，and contemporary management of undescended testicles［J］. Urol clin North Am，2023，50（3）：477–490.

［3］LIU S，LI F. Cryopreservation of single–sperm：where are we today?［J］. Reprod Biol Endocrinol，2020，18（1）：41.

［4］RALPH D J, WYLIE K R. Ejaculatory disorders and sexual function［J］. BJU Int, 2005, 95(9): 1181–1186.

［5］孟祥虎，樊龙昌，王涛，等. 不射精症的诊治［J］. 中国男科学杂志, 2010, 24(12): 56–58.

［6］俞艇，孙亨秋，陶良艇，等. Y染色体微缺失与男性不育的相关性分析［J］. 中国性科学, 2020, 29(12): 7–10.

［7］ZHU Y, HU L, CAO D, et al. Chromosomal microarray analysis of infertile men with azoospermia factor microdeletions［J］. Gene, 2020, 735: 144389.

［8］中华医学会内分泌学分会性腺学组. 特发性低促性腺激素性性腺功能减退症诊治专家共识［J］. 中华内科杂志, 2015, 54(8): 739–744.

［9］STAMOU M I, GEORGOPOULOS N A. Kallmann syndrome: phenotype and genotype of hypogonadotropic hypogonadism［J］. Metabolism: Clinical and Experimental, 2018, 86: 124–134.

［10］HOSSEINI S H, SABBAGHIAN M, MOHSENI MEYBODI A, et al. Observational retrospective study of Intracytoplasmic sperm injection outcomes of 117 infertile men with severe short tail sperm defect［J］. Andrologia, 2021, 53(5): e13935.

［11］DESAI A, CHEN R, CAYETANO A, et al. Understanding and treating ejaculatory dysfunction in men with diabetes mellitus［J］. Andrology, 2023, 11(2): 379–398.

［12］JEFFERYS A, SIASSAKOS D, WARDLE P. The management of retrograde ejaculation: a systematic review and update［J］. Fertil Steril, 2012, 97(2): 306–312.

［13］RAMBHATLA A, SHAH R, ZIOUZIOU I, et al. Global practice patterns and variations in the medical and surgical management of non-obstructive azoospermia: results of a world-wide survey, guidelines and expert recommendations [J]. World J Mens Health, 2025, 43(1): 92-122.

[14] 王念, 周汶静, 李美, 等. 四川地区 398 例克氏综合征患者的临床特征分析 [J]. 中国煤炭工业医学杂志, 2024, 27(1): 89-93.

[15] SÁ R, FERRAZ L, BARROS A, et al. The klinefelter syndrome and testicular sperm retrieval outcomes[J]. Genes(Basel), 2023, 14(3): 647.

[16] SHAH R, RAMBHATLA A, ATMOKO W, et al. Global practice patterns in the evaluation of non-obstructive azoospermia: results of a world-wide survey and expert recommendations [J]. World J Mens Health, 2024, 42(4): 727-748.

[17] 李彦锋. 血精诊断和治疗指南 [J]. 中华男科学杂志, 2022, 28(1): 77-87.

[18] 中国医师协会生殖医学专业委员会生殖男科学组少精子症诊疗中国专家共识编写组. 少精子症诊疗中国专家共识 [J]. 中华生殖与避孕杂志, 2021, 41(7): 586-592.

[19] BARBAGALLO F, CALOGERO A E, CONDORELLI R A, et al. Does a very short length of abstinence improve assisted reproductive technique outcomes in infertile patients with severe oligo-asthenozoospermia? [J]. J Clin Med, 2021, 10(19): 4399.

[20] 刘贵中, 白文俊. 射精功能障碍与男性不育 [J]. 中国性科学, 2021, 30(5): 49-51.

[21] AGARWAL A, MAJZOUB A, PAREKH N, et al. A schematic overview of the current status of male infertility practice [J]. World J Mens Health, 2020, 38(3): 308-322.

# 第三章
# 家庭生育保障与精子冷冻

## -57-

## 输精管结扎术前存精：已生育家庭的“双保险”

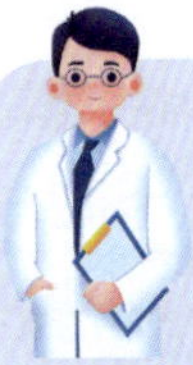

### 冷冻原因概述

部分已生育的夫妇在不愿意继续生育后，男方可以选择输精管结扎手术进行避孕。但其子女的成长并不能保证一帆风顺，未来有因意外或疾病等失去生命的风险。若男方能在输精管结扎术前完成生育力保存，则在未来有再次生育需求时，能获得较为优质的自体可用精子。

正午的阳光透过窗外摇曳的梧桐树叶洒落在夏美（化名）落寞的脸上，眼泪再次止不住地划过苍白的脸，她忘不了女儿灿烂的笑脸、一声声“妈妈”的呼喊、不经意间的回眸……卧室门被轻轻推开，陆玑（化名）看着失魂落魄的妻子，内心更添悲伤。

“阿美，我们还是先吃饭吧！”餐桌上是他刚刚做好的简单午饭，虽然今天是工作日且最近公司事务繁忙，但陆玑还是请了 2 周假来照顾妻子。7 天前女儿的意外离世给这个温馨小家的欢声笑语按下了“休止符”，夏美被巨大的伤痛击垮。这几天，陆玑一直在思考是不是二人再生一个孩子能让夏美重新振作起来。但是，在女儿 1 岁时，陆玑便做了双侧输精管结扎手术，一晃 8 年过去了，自己已经 42 岁了，目前生育力如何尚不知晓。

第二天，陆玑便到附近医院的生殖男科咨询。门诊医生在了解陆玑的情况后，提出诊疗方案：先通过睾丸穿刺手术评估睾丸的生精功能，若生精功能正常则可以尝试进行输精管吻合手术复通精道，但复通精道后的精液质量恢复需要时间，鉴于女方已经 38 岁，自然妊娠的难度较大，可以考虑采用“睾丸 / 附睾穿刺取精”联合“体外受精 – 胚胎移植技术”完成生育。

听到医生说“取精”，陆玑心中一动，忽然想到当时在做输精管结扎术前，医生曾经建议他在术前进行生育力保存，当时他似乎进行了精液冻存，但时间久远已经记不清细节。于是陆玑问道：“如果我结扎前冻存了精液，那是不是可以直接用于辅助生殖呢？”门诊医生在了解情况后，欣然道：“当然可以。”陆玑立刻来到当时冻存精液的精子库，很快查到 8 年前他冻存了 3 支精液标本。而且当时陆玑直接交了 10 年的冻存费用，目前这 3 支精液标本仍然处于随时可用的状态。当听到陆玑的转述后，夏美脸上的阴霾逐渐散去。本来想着自己已经 38 岁，丈夫又结扎了输精管，此生再次生育基本无望。现在回想起来，她无比庆幸当时力主陆玑冻存精液的决定。

确实，自体精液冻存是为男性生育能力上的“保险”，可以用来抵御未来的未知风暴。

# -58-

## 输精管结扎术前存精：丁克家庭的“后悔药”

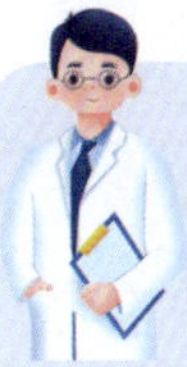

### 冷冻原因概述

目前，丁克家庭越来越多，甚至部分家庭在决定丁克后，男方会进行输精管结扎术。但随着时间的推移，一些丁克夫妻的思想会发生变化，但此时他们的年龄往往偏大，生育力较年轻时显著下降。若能在输精管结扎手术前进行生育力保存，便可以在最大程度上规避男性生育力下降的风险。

李黎（化名）和顾沃（化名）是大学同学，毕业后繁忙的工作使他们逐渐生出丁克的想法，二人经过多次家庭会议讨论，决定让顾沃进行输精管结扎。一放暑假，顾沃便在李黎的陪同下来到生殖男科预约输精管结扎手术。当门诊医生得知他们还没有孩子，便建议顾沃三思而后行，最好在术前进行生育力保存。顾沃一听就拒绝了，但李黎思考再三后劝说顾沃：“留个备份总是好的呀！”顾沃禁不住李黎的劝说，术前进行了自体精液保存，这年顾沃 32 岁。

一转眼 6 年过去了，一次，顾沃在未充分防护的情况下进行室内攀岩，不小心摔落下来，虽然没有生命危险，但左膝受伤严重，还好治疗及时，保住了大部分膝关节功能，但行走还是受到一些影响。医生告诉顾沃，以后再也不能高强度运动了。此后 2 年，顾沃夫妻的脚步从未出过居住城市，顾沃为了活动伤腿经常在小区散步。以前因为工作太忙，他和小区邻居几乎没有交集。受伤的 2 年，他与小区的老老少少大多混了个脸熟，尤其是与几位幼儿园“小友”成了忘年交。他丁克的想法开始慢慢动摇，李黎将这些看在眼里，她对当初选择丁克也有了一丝悔意。但顾沃已经结扎 8 年了，李黎也已经 40 岁，还有机会吗?

一周后，顾沃夫妻来到医院评估生育能力，检查发现女方情况并不乐观。医生在了解二人情况后，建议他们考虑辅助生殖技术。“年龄对男女生育力的影响都比较大，哪怕进行了输精管吻合手术再通精道，自然妊娠的难度依然很大，男方之前已有自体精液保存，不如直接进行辅助生殖。”门诊医生如是说。

听到医生的话，在了解了辅助生殖的流程后，顾沃夫妻对 8 年前的自体精液保存感到无比庆幸。如果当年没有自体精液保存，现在想要生育还得先做睾丸穿刺手术评估当前的睾丸功能，若有精子才有机会做辅助生殖。先不谈精子质量好坏，有没有精子还未可知，哪有直接使用年轻时候的精子保险!

自体精液保存是男性生育力的一道“保险”，关键时刻能解决大问题。

# - 59 -

## 输精管吻合术后存精：尝试自然妊娠的底气

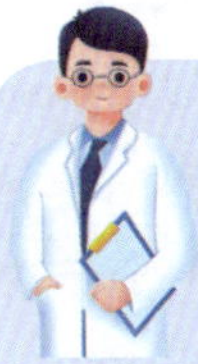

### 冷冻原因概述

输精管结扎术后部分患者有机会进行输精管吻合术复通精道，但精道复通后精液质量并不能立刻达到生育要求。此外，若女方还存在一些不利于妊娠的因素，则可能导致吻合术后长期不育。随着时间的推移，部分输精管吻合术后患者可能会出现精道再次梗阻或不全梗阻的情况，精液质量持续下降。如果在输精管吻合术后精液质量尚佳时冻存精液，可以在未来不得已接受辅助生殖时避免进行睾丸穿刺取精。

41 岁的边树（化名）与 28 岁的艾林（化名）再婚，艾林没有自己的孩子，而边树在与前妻生育一次后进行了输精管结扎。2 年的婚姻生活，夫妻二人逐渐有了生育意愿。

边树夫妇在咨询医生后，有了两个选择：①进行输精管吻合手术复通精道，术后自然妊娠；②经皮睾丸穿刺取精，用睾丸内的精子直接进行辅助生殖。睾丸穿刺通常在局部麻醉下进行，出于对穿刺的恐惧，边树选择了前者。吻合术后 3 个月检查精液，边树的精液质量还不错，各项参数均接近正常水平，边树夫妇高兴地开始了试孕。但不幸的是，3 个月后，艾林被检查出葡萄胎，需要进行清宫手术，2 年内无法怀孕。这一噩耗对边树夫妇造成了巨大的打击。边树复通的精道能够撑 2 年吗?

就在边树思考着该怎么办时，他无意间看到了“精子库”的标识。“听说这里可以冻存精子？”心里想着，边树便踏进了精子库的大门。在充分了解了自体精液保存的要求和注意事项后，边树坚定了冻精的想法。“长期冷冻保存精液并不会明显影响精液质量，而且冻存和保管费用我们完全可以承受。”边树向艾林说道。艾林听后也很兴奋，“正好现在精液质量还行，赶紧冷冻吧。”1 周后，边树顺利冷冻保存了 8 支精液标本。

2 年过去了，艾林在复查后确认符合生育要求。但边树情况不太乐观，45 岁的他精力、体力大不如前，更麻烦的是，精液质量明显下降，令妻子自然妊娠的难度较大。但边树仍然想尝试自然妊娠，“2 年前不是很快就怀上了吗？这次也一样。”他心里想。又过了 3 年，边树 48 岁，艾林 35 岁，边树精液质量更是差到“仅离心后可见精子”，几乎不可能令妻子自然妊娠。边树终于选择依靠辅助生殖技术，好在 5 年前边树冷冻的精液质量仍然很好，最终他们成功通过辅助生殖技术实现了生育。

男性生育能力在自体精液保存的护持下可以跨越时间，给人们更多的选择，这“跨越时间之力”足以将很多“原本的不可能”化为现实。

# -60-

## 守护未来希望：工作外出前的紧急精液冷冻

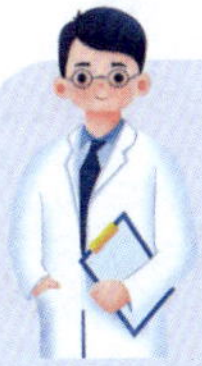

### 冷冻原因概述

当前，随着社会竞争日益激烈，许多年轻夫妇因忙于事业，常面临高强度的工作节奏，包括频繁的周末加班和出差等。在辅助生殖的临床实践中，这种情况有时会导致一个现实困境：在女方准备取卵时，男方因临时出差等突发情况无法到场。这种“万事俱备，只欠东风”的遗憾，折射出现代生活中生育计划所面临的挑战。

针对这一问题，“生育力保存”服务提供了可行的解决方案。该服务允许有生育需求的男性提前将其精液、附睾液、睾丸组织或精原干细胞进行冷冻保存。待未来准备生育时，这些保存的生殖细胞可借助辅助生殖技术，助力配偶成功受孕。

在一个寻常的星期一早晨，阳光透过窗户洒在精子库门口。一对夫妻轻轻敲了敲门，带着一丝忐忑问道：“老师，我们可以进来吗？”得到肯定答复后，王涛（化名）夫妻走了进来，身后还跟着一位神情忧虑的老人，正是王涛的岳母。王涛的妻子和岳母眉头紧锁，嘴里似乎还在小声抱怨着什么。

工作人员见状，赶忙上前，温和地询问：“您是遇到什么难处了吗？”王涛的妻子深吸一口气，缓缓说道：“老师，我们正准备做辅助生殖，我已经开始注射促排卵药物了，预计下周就要取卵。取卵当天需要同时取精子，但我爱人下周要出差，归期也不确定。”说着，她的眼眶渐渐泛红。

王涛无奈地叹了口气，接着说：“我也没办法，公司临时安排的任务，无法推脱。可为了做辅助生殖，她付出了太多，我也不想因为这次出差让一切努力都白费。”

王涛妻子的眼泪夺眶而出：“为了做辅助生殖，我无数次地往返于单位和医院，很多时候还要请假。我年龄大了，小区里一些邻居的议论声像针一样扎在我心里。我爸妈在小区里走动，都觉得‘颜面无光’。我们好不容易鼓起勇气踏上辅助生殖这条路，结果在这个关键时期，他又得出差。我们就想来咨询一下，看看精子库是不是有什么办法。”

工作人员安慰道：“你们先别着急，精子库确实有能力解决你们面临的难题。我想问一下，王涛近半年内有没有在三甲医院做过‘乙型肝炎、梅毒、艾滋病、丙型肝炎’检查？如果能提供检查报告，今天就可以进行精子冷冻；如果没有的话，我们医院也可以立即安排抽血检查，2 小时就能出结果，如果检查结果显示无阳性指标，当天也可以进行精液冷冻。”

王涛皱着眉头，仔细回忆了一下，说：“近期没有检查过这些项目。”

工作人员随即为王涛安排了“快速输血免疫全套”检查。在等待结果的 2 个小时里，夫妻二人紧张得坐立不安。王涛的岳母在一旁不停地安慰着女儿，自己却忍不住偷偷抹眼泪。

终于，2 小时后，检查结果出来了，均为阴性。工作人员笑着对王涛说：“恭喜，检查结果一切正常，现在可以为您办理精液冷冻相关手续了。”王涛夫妻俩眼中闪过一丝喜悦。

在工作人员的引导下，王涛走进取精室，并按照要求完成了取精，将样本交给了实验室老师。实验室老师在显微镜下仔细观察了精液质量，经过一番仔细的评估，最终为王涛成功冷冻了4管精液标本。

当工作人员告诉他们精液冷冻成功时，夫妻二人这才松了一口气，脸上露出了久违的笑容，并连连对工作人员表示感谢。

在日常工作中，这样的情况并不少见。每当看到患者满脸焦虑而来，最后开心离开，我们都能深刻地感受到这份工作的意义与价值。对于我们来说，这或许只是为一位常规患者冷冻了一份精液；但对于患者而言，这或许是一份希望，是在他们手足无措时给予的一份“安全感”。

## -61-

## 异地夫妻的“特殊礼物”——冷冻“跨越千里的希望”

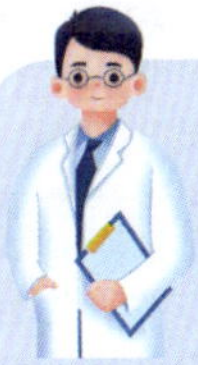

### 冷冻原因概述

在当今社会，随着人们生活方式的多样化和工作流动性的增强，两地分居已成为许多夫妻不得不面对的现实，这也使有生育计划的夫妻难以精准把握受孕时机。对于男性而言，选择冷冻精子成为克服备孕阻碍、预防生育力下降及应对未来突发状况的有效手段。冷冻精子技术打破了时间和空间的限制，使夫妻双方即便身处不同地点，也能利用辅助生殖技术实现生育。

林晓（化名）和苏然（化名）曾是大学校园里令人艳羡的一对情侣。毕业后，林晓顺利考入家乡的公务员系统，而苏然则被一家上海的知名外企录用。面对难得的工作机会，苏然和林晓都不想放弃。于是，这对恋人无奈开启了两地分居的生活。

尽管相隔两地，但他们的感情在距离的考验下却愈发深厚，最终步入婚姻殿堂。然而，备孕却成了摆在他们面前的一道难题。林晓和苏然都正处于职业发展的上升期，频繁往返两地不仅成本高昂，还令他们身心俱疲，难以精准把握受孕时机。

一次偶然的机会，林晓在上网时了解到精子冷冻技术，这让他看到了解决备孕难题的希望。当他在电话里将这个想法告诉苏然时，苏然先是一愣，随后心中涌起一股暖流。她知道，这是丈夫为了他们的未来，为了减轻二人的心理压力，做出的慎重决定。

之后林晓前往人类精子库详细咨询相关事宜。接待的工作人员详细地向他介绍了冷冻精子的过程、风险和注意事项。林晓听得十分认真，仔细询问了从取精前的准备事项到冷冻后精子的保存期限和复苏率等各方面的问题。经过深思熟虑，林晓决定勇敢地迈出这一步，并积极配合医生完成了各项检查。

到了取精日，林晓走进取精室，心中既紧张又充满期待，脑海里不断浮现出未来和苏然抱着宝宝的幸福画面。在这个过程中，林晓感受到一种前所未有的责任感。他知道，这是为了他们未来的幸福而做出的选择，也是一份“保险”与安心。

林晓的精子顺利冷冻保存后，苏然心中的备孕压力得以舒缓，并慢慢调整好自己的状态。几个月后，林晓和苏然决定借助辅助生殖技术实现生育愿望，苏然也在医院做好了准备，精子库的工作人员从液氮罐中取出冷冻精子，进行解冻复苏，大部分精子成功苏醒，保持着良好的活力。随后，医生通过人工授精的方式，将精子送入苏然体内。在等待的日子里，他们满心忐忑，每一分、每一秒都被无限拉长。终于，验孕棒上那两条红线宣告了成功，他们激动得热泪盈眶。

精子冷冻技术让爱跨越了地理距离，让生命的延续不再被分离阻碍。它不仅是一项医学技术，更是无数两地分居夫妻的希望之光，让生育的梦想在科技的助力下照进现实，书写着一个又一个充满爱与奇迹的故事。

# —62—

## 我想拥有一个“你”，距离不再是问题

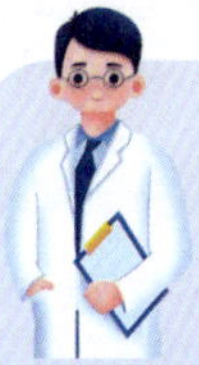

### 冷冻原因概述

两地分居或异地夫妻，是指夫妻双方因工作、学习或其他原因而生活在不同的地方。夫妻双方需要长期面对距离和时间上的双重困难。因此，异地夫妻备孕成为一个很大的问题。这种情况下，可以将新鲜的精子通过自精冷冻的方式提前保存起来，以备日后使用。即使男方不常在身边，依旧可以使用冷冻精子生育后代。

“你知道我在想你吗？”

阿平的朋友圈已经许久未更新动态了，置顶的依旧是那张他抱着孩子的照片：明媚的阳光洒在郁郁葱葱的草坪上，高大的梧桐树上栖息着遮阳的小鸟，这份生机似乎也感染了画面中父子二

人，孩子满面笑容，被阿平坚实的双手牢牢地拥在臂膀中，那动作轻柔却充满力量。对于阿平而言，这不仅是珍贵的瞬间，更是他想要守护的世界和未来努力的方向。

画面很温馨，让人心里暖暖的。但照片旁的文字——“你知道我在想你吗？”却浸满辛酸与无奈。这句轻飘飘的反问，藏着一位父亲对孩子无尽的思念。

在我加上阿平微信的那一刻，就看见了这张让人为之动容的照片。“你为什么要冷冻精子呢？”作为精子库的医生，我照例询问他来此的原因。“我的孩子几年前去世了。”面前这个 30 多岁的男人静默片刻，语调平缓地说出了这个令人悲伤的事实。那一刻，在暖黄色灯光的映衬下，我仿佛看见了一副 50 岁的身躯，头发花白，即使是黑色的大边框眼镜也遮不住眼角的细纹和眼底青色的疲惫印记。浮生未到无声地，暂到人间又一生。

阿平与妻子结婚后就因工作原因长期分隔两地。阿平随着公司常驻新加坡。他们的第一个孩子来之不易，历经数年才扛住时间和距离的考验成功孕育，但孩子未满两岁便不幸夭折。这件事对阿平的妻子打击很大，她在绝望与孤独中挣扎，情绪越来越不稳定。阿平希望以新生命的到来治愈妻子心底的伤痛，弥补过去缺失的陪伴。然而，几年过去了，妻子依旧没有怀孕，而两人不断增长的年纪和减退的精力都不再允许他们慢慢等待新生命的到来。

直到 2023 年，阿平在网络上偶然刷到一篇关于人类精子库的科普文章，了解到精子库具有长期保存精子的能力，并且已经帮助了许多像他们一样面临生育困境的夫妻成功生育。阿平意识到，这或许是他们解决问题的办法。踏入精子库的那一刻，阿平这么多年的情绪似乎找到了宣泄的突破口。

在了解阿平夫妻二人的情况后，我们建议阿平通过自体精液冷冻技术，将目前状况良好的精子进行冷冻保存，以备将来使用。即使丈夫不能陪在身边，阿平的妻子依旧可以使用冷冻在精子库的精子进行辅助生殖。后来，阿平在我们的建议下进行了两次冷冻，并且成功冻存了 8 支精液标本。令我印象深刻的是，第二次冷冻时，阿平是在妻子的陪同下来的，没有了第一次的不安与茫然，取而代之的是坚定与充满希望。

今年，阿平的朋友圈迎来了久违的更新，照片中，他的妻子在明媚的阳光下站着，笑意恬淡，两只手轻柔地抚摸小腹，而配文是“我的未来和你们一起走”。同时，我也收到了阿平特意发来的报喜消息：“感谢各位老师对我们的帮助，我的妻子已经成功怀孕了。”

两地分居可能是现代社会很多人不得不面临的问题。但使用科学技术，将具备正常功能和活力的精子冷冻保存，在辅助生殖技术的帮助下，能成功实现新生命的孕育。近年来，全球每年有超过 100 万通过辅助生殖技术孕育的新生儿降生，他们用自己的存在证明着：我想拥有一个“你”，距离不再是问题。

# — 63 —

## 给远方的爱一个归处——冷冻精子“圆梦”记

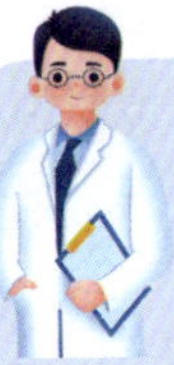

### 冷冻原因概述

对于长期在外地工作的男性而言，因为工作的时间安排与地域限制，他们往往难以在配偶的排卵期发生性生活。而冷冻精子可打破时间与空间的局限，同时可减轻备孕夫妻因身处异地而承受过重的心理压力。提前进行精子冷冻可保存优质精子，保障未来的生育质量，并增加成功受孕及孕育健康宝宝的概率，这也是应对异地备孕困境的有效方式。

赵刚（化名）是一位长途货运司机，常年奔波于全国各地的高速公路上。而他的妻子晓霞（化名）在家乡的工厂上班。因此，他们相聚的时间极为有限，备孕计划也因此一再推迟。

那天，赵刚来到精子库，他身材魁梧，但眼神中透露着一丝疲惫与不安。我接待了他，并询问他的来意。他略显羞涩地搓着手说："医生，我想了解一下冷冻精子的相关事宜，我是一位长途货运司机……我这工作，实在没办法陪着妻子备孕，听说冷冻精子能解决这个问题，所以我来问问。"我点点头，向他详细介绍了冷冻精子的流程、注意事项及成功率等信息。

在交流的过程中，我了解到，赵刚的内心对妻子充满愧疚。每当看到妻子失望的眼神，他的内心都无比煎熬，他想自己即使不在家，也应该为他们的未来做出一些努力。

随后，赵刚进行了一系列的检查，确认他符合冷冻精子的条件。在取精的那天，我能明显感受到他的紧张。我轻声鼓励他："别担心，放轻松，冷冻精子技术已经相对成熟，许多类似情况的夫妻都通过这一技术实现了生育梦想。这是你们迈向幸福的重要一步。"他感激地看了我一眼，走进了取精室。

当赵刚完成取精后，实验室工作人员将处理好的精子样本小心翼翼地放入液氮罐中。我对他说："精子已经成功冷冻保存了。等你们有生育计划的时候，就可以使用这些精子进行受孕。"赵刚听后长舒了一口气，脸上露出了欣慰的笑容。

几个月后，晓霞来到医院咨询解冻精子受孕的相关事宜，她眼中充满期待。最终，晓霞成功受孕。

如今，每当我回想起赵刚和晓霞的故事，心中都会涌起一股暖流。在精子库工作的这些年里，我不仅见证了医学技术的神奇，更见证了无数夫妻在困境中坚守的爱情与对未来的无限希望。每一份冷冻精子样本都承载着一份沉甸甸的爱与期盼，而我们，有幸成为这份爱的“守护者”！

## 64

## 精子冷冻，按下生育焦虑“暂停键”

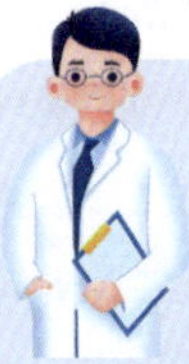

### 冷冻原因概述

随着年龄的增长，人类生育能力的自然衰退是不可逆的生理规律。在当今快节奏现代社会，婚育年龄普遍推迟，晚婚晚育的现象愈发普遍。当事业发展与婚育规划难以达成平衡时，在黄金生育年龄阶段提前做好生育力保存，成为许多成年男性权衡利弊后的主动选择。

“不孝有三，无后为大”——这句话犹如一道无形的“紧箍咒”，紧紧箍在许多大龄未育的成年人头上，尤其是在逢年过节的时候。他们频繁地被父母催生，父母的关心是出于爱，但这种爱有时却像一把双刃剑，既给予他们温暖，也让他们感到窒息。

许峰（化名）和他的妻子也陷入这样的困境。“我们最害怕过年了。”许峰无奈地说道。他和妻子长期生活在上海，和双方父母的关系向来融洽。由于二人工作比较繁忙，一般只有在春节假期才能与父母相聚。前些年，春节假期是他和妻子最期盼的时光，一家人团聚，身心放松，或是带着父母一同旅游，或是归家共享天伦之乐，日子过得自在又惬意。可近两年，春节却成为他们家庭关系最紧张的时期。随着夫妻二人年龄的增长，双方父母又看到身边的亲朋好友都已儿孙绕膝，便开始对他们念起了催生的“紧箍咒”。原本温馨的团圆饭变成“催生大餐”，最为激烈的时候，父母甚至给出了“3 年之限”，要求他们夫妻俩 3 年之内一定要生个孩子。

可是，许峰夫妻俩也有自己的无奈与苦衷。他们都是金融专业出身，在投资银行工作，工作节奏非常快，出差更是常有的事。而且，这两年又是他妻子职业晋升的关键时期，若此时怀孕生子，就意味着妻子可能暂别职场，等她重返工作岗位，职场环境或许早已大变，多年的努力也可能付诸东流，所以妻子一直跟他商量，希望等事业再上一个台阶后再生育。许峰比妻子年长 6 岁，他的父母格外着急，害怕他错过黄金生育期后生育有困难。许峰为此苦恼不已，催生的“紧箍咒”甚至影响了夫妻关系，破坏了原本和谐的家庭氛围。

后来，许峰经多方咨询了解到精子冷冻技术。他来到生殖男科咨询，医生也建议他可以先进行精子冷冻，以后即便因为年龄增长或者工作压力大而精子质量不佳，也可以使用冷冻的精子进行生育。许峰欣然接受了医生的建议，并将冷冻精子的计划与全家人进行了沟通。最终，他来到精子库冷冻了 8 支精液标本。这个决定不仅缓解了他们的生育焦虑，更让家庭关系重归和谐。“今年我们全家计划春节假期一起去旅行。”许峰如释重负地说道。精子冷冻技术无疑成为缓解生育焦虑的又一选择。

# -65-

## 生育力保存，大龄未育男性的“福音”

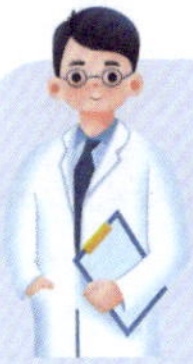

### 冷冻原因概述

研究表明，高龄（≥40岁）男性的精液质量会呈逐年下降趋势[1-2]。在如此严峻的形势下，部分单身男性会选择前往人类精子库提前冷冻保存自己的精液，以备将来有需要时使用。

张老师是一名深受学生、家长爱戴的人民教师，他同时担任着3个班级的语文教师及初三毕业班的班主任。自投身教育事业以来，张老师荣获了诸多嘉奖。但他一直有一个心病——38岁的他至今未婚，也未育有子女。这并非他不愿，主要是因为平时工作压力大、社交圈子窄及婚恋观念保守。他一直认为，应该先稳定事业再考虑结婚生子，加之他对伴侣的要求也比较高，使他错过了最佳结婚生育时机。张老师的父母最初对此非常着急，不过随着张老师年龄越来越大，父母也只能顺其自然，不再催促。

面对这一现状，张老师自觉不能再保持被动，于是查阅相关资料后决定提前将自己的精子冷冻保存以备将来使用，也就是提前为自己加一道“生殖保险”。最终，张老师决定暑假前往离家最近的一家正规人类精子库进行精子冷冻保存。

暑假很快到来，张老师提前通过电话咨询了精子冷冻保存的相关流程及注意事项，并预约了生殖男科门诊。到达医院后，张老师先在生殖男科门诊进行冷冻前评估，随后前往生殖男科门诊旁边的人类精子库咨询精子冷冻保存的具体事宜，并完成冷冻前检查，包括血液、精液和尿液检查。同时，张老师在附近找了一家酒店安顿下来，准备完成精子冷冻保存事宜再返回 G 城。张老师的冷冻前检查结果在 3 天后顺利出来，结果均正常，可以常规冷冻保存精子。于是，张老师带上身份证原件和所有冷冻前检查报告再次来到精子库，签署相关文件后，顺利取出精液交给精子库实验室。经过实验室评估，首次取得的精液可以保存 4 管，张老师决定全部保存，并计划 3 天后再来保存几管。张老师决定首次保存期限为 5 年，后续将视情况决定是否继续保存。3 天后，张老师如约而至，再次保存了 4 管精液标本，随后带着满意的微笑离开精子库。他说“现在我就没有后顾之忧了，我会努力保持健康，希望将来能找到自己的人生伴侣！”

随着年龄增长，精子质量可能会受到影响，包括数量减少、畸形率增加及存活率下降等。对于像张老师这样的大龄单身男青年，即便错过了最佳婚育年龄，也可以通过提前冷冻保存精子为自己保留生育的希望！

## 参考文献：

[1] 谢雨莉，杨宇霞，成艳君，等．年龄与精子 DNA 完整性、精子 CMA3 及精液参数的相关性研究 [J]．中国生育健康杂志，2024，35(5)：482-485.

[2] 安琪，屈艳霞，陈笑娟，等．二胎备孕男性精液质量与年龄、体质量指数以及肥胖生化指标的相关性分析 [J]．中华男科学杂志，2019，25(7)：595-602.

# 第四章
# 慢性疾病与精子冷冻

## -66-

## 采集“生命火种”，移植新生希望

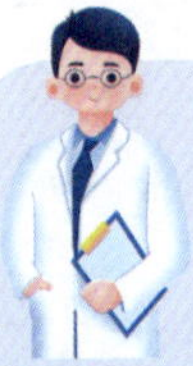

### 冷冻原因概述

再生障碍性贫血（简称再障），是一组由多种原因所致的骨髓造血功能障碍，以全血细胞减少为主要表现的疾病。再障多发生于15～25岁的青少年和60岁以上的老年人，且男性发病率略高于女性[1]。对于一些重型再障患者，如药物治疗效果欠佳，则可以采用造血干细胞移植进行治疗。但造血干细胞移植前的预处理方案可能会对患者的生育力产生严重影响，甚至是不可逆的损伤。因此，可在患者治疗前冷冻精子，以备日后不时之需。

“您儿子的字写得真好看！”看着眼前这个眉清目秀的大男孩坐在那里签署《自精冷冻保存协议》，我不禁脱口而出。汪洋

（化名）的爸爸听到我这样讲，本来阴郁的脸上马上洋溢出自豪的笑容，他说：“是啊，每个看过他字的人都这样说，其实他小时候我们也没有管过他练字，倒是他自己，经常没事儿的时候会照着字帖写一写……”

突然，一阵“咚咚咚”的敲门声打断了我们的谈话，一位衣着整洁、朴素的妇女提着一个保温饭盒走进医生办公室，望向父子俩。“哦，这是孩子的妈妈。”汪爸爸介绍，“这是精子库的刘医生，听到咱们儿子的身体情况不允许出医院，于是他们便为我们开通了绿色通道，专门派医生来这里为儿子评估和办理自体精液冷冻相关事宜。”听到这些，汪妈妈马上对我们表示了感谢。接着，就开始讲起汪洋的病情。

汪洋不仅学习好，还是班长，班里的同学有任何困难都愿意找他帮忙。在确诊前 1 个月，他总是感觉没力气，做什么都觉得提不起精神，就连最喜欢的数学课，也会因为头晕而走神。直到有一天，他突然流鼻血，血止住后隔几天又流。紧接着，下午开始发低烧，一烧就是两三天。于是，汪洋被父母带着来到医院，经过一系列的检查，最终被诊断为“重型再障”。

汪洋的父母完全不了解这种疾病。他们问医生：“再障是什么？是白血病吗？”经过医生的解答，他们才知道，再障属于骨髓造血功能障碍导致的血液系统疾病，而白血病属于血液系统的恶性肿瘤。虽然再障不同于白血病，但是因为汪洋患的是重型再障，后续还是需要做造血干细胞移植。而造血干细胞移植前的预处理可能会对汪洋的生育力产生很大的影响。听到这里，汪妈妈的眼泪止不住地流下来。是啊，他才 17 岁，正是一个充满活力和可能性的年龄，他的未来本应拥有无限希望，他还要结婚、生子，还有许许多多重要的人生时刻。可是突如其来的疾病让这一切美好都化为泡影。

“多亏了周教授啊，给我们推荐了您们精子库，”我的思绪又被汪妈妈的话拉了回来，“周教授对我们说，移植前的预处理可能会对汪洋的生育力产生影响，但是可以提前将精子保存在精子库，等他长大了，如果生育力没有问题，就自然生育；如果有问题，就可以用现在保存的精子，就当为他的未来买了一份生育保险。”

我提着汪洋的标本运送盒走出医院，看着雨后初晴的天空，云朵被洗涤得干净透亮，突然感受到这份工作的魅力与意义。对于医生来说，它可能只是一份小小的标本；但对于患者而言，它承载了健康与未来。

# -67-

## 14岁再生障碍性贫血患者，三天两院抓住一线“生育希望”

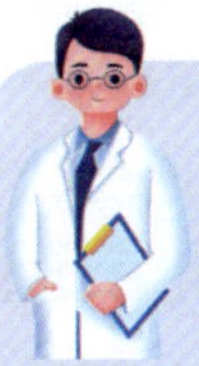

### 冷冻原因概述

再生障碍性贫血，简称“再障”，是一种由多种病因引起的骨髓造血功能衰竭性综合征，其特征是骨髓造血细胞增生减少和外周血全血细胞减少。对于重型再障患者而言，造血干细胞移植是一种重要的治疗手段。然而，造血干细胞移植前的化疗等预处理方案都可能对男性患者的生育力造成损害，严重时甚至导致无精子状态。一旦精原干细胞完全耗竭，就可能发展为永久性无精子症。因此，建议重型再障患者在接受治疗前，将精子进行冷冻保存，以便日后能通过冻存的精子或相关组织来保留自己的生育功能，从而拥有生育后代的机会。

“医生，我孩子的精液怎么样，可以冷冻保存吗？”小林（化名）的母亲满面愁容但满怀期待地询问道。就在 1 小时前，小林面色苍白地走出取精室，取精已是他目前身体能够承受的极限挑战。作为精子库的工作人员，我们事先已告知小林取精方法和注意事项，他如有任何不适可立即终止取精，并呼叫紧急求助。但这短短的半小时对于小林母亲和我们而言，却是一段漫长而焦急的等待。庆幸的是，精液顺利取出，这也许是小林保留生育能力的最后机会了，因为 3 天后他将接受造血干细胞移植手术。

“有精子，但数量较少，有二十几条活动精子，只能冷冻 1 支。为了保障未来使用，如果时间允许，过两天可以再尝试一次。”我们说完后，小林母亲轻轻松了一口气，但随即又陷入无助和不知所措之中：“可是治疗时间紧迫，不知道孩子还有没有时间和体力再来一次？”作为一位母亲，她不仅希望孩子能恢复健康，还渴望他能过上正常人的生活，不留一丝遗憾。

面对这一状况，我们建议通过会诊的方式，尽力协调医院相关科室，直接到小林所在医院的住院部进行取精，之后迅速返回精子库完成精液检测和冷冻保存工作。听到这个方案，小林母亲立即露出惊喜的笑容，并立即与小林、家人及小林的主治医生商量和确认，最终决定在造血干细胞移植前再尝试一次取精。

然而，两天后，就在我们计划前往小林所在医院住院部取精的当天，却传来一个不好的消息：小林全血细胞减少，尤其是输注血小板后血小板水平仍低于 $9\times10^9/L$，具有极高的出血和感染风险，只能在病房接受保护性隔离治疗。我们只能默默等待，等待风险降低后再去尝试。幸运的是，过了一天，小林的血小板水平有所回升，风险降低。考虑到小林若离开层流病房仍具有极高的感染风险，在与小林的主治医师及其母亲充分沟通后，我们决定进入层流病房指导小林留取自体精液标本。

“谢谢你们能来。”小林坐在床上，面带微笑地看着我们。在整个沟通过程中，他都是乖巧地点头，略显羞涩却全力配合。他那懂事、积极和放松的态度，让我们既佩服又心疼。我们一直守候在病房门口，以防小林在取精过程中发生晕厥等情况，幸运的是，小林顺利且安全地取出了精液标本。

走出层流病房，我们注意到一束目光紧紧跟随着我们手上的精液标本。小林母亲突然泪流满面，拉着我们的手连声说道：“辛苦你们了，谢谢……”她的手有些湿润，声音有些颤抖：“这场意外来得措手不及，我们从来没有想过会经历这些。从确诊再障到现在仅仅二十多天，看着孩子一天比一天严重，我内心备受煎熬，但面对孩子，我又不得不坚强。这短短时间，我们辗转了 3 次医院，从县医院到市里三甲医院，幸好现在的医生建议孩子进行生育力保存，幸好保存了精子，不然我真的不知道孩子会不会有遗憾。”

在返回精子库的路上，我们用专业设备运送精液标本，小林母亲紧紧地盯着它，不敢有一丝疏忽。返回实验室后，我们立即对小林的精液标本进行评估、镜下观察，并进行冷冻保存。直到晚上 9 点半，我们成功为小林冷冻了 4 支标本。而在此期间，小林母亲一直焦急地等在外面。

尽管小林取精过程中遇到了种种困难，但所有人都不曾放弃，迎难而上，默默坚持，只为给这个年轻的生命未来生育多一份保障。

# 68

## “蝴蝶病”下的一场“生育力保卫战”

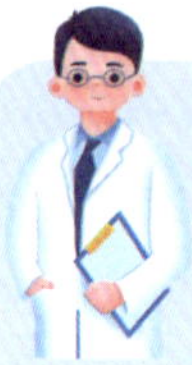

### 冷冻原因概述

系统性红斑狼疮，俗称“蝴蝶病”，因患者面颊部多出现对称分布的蝴蝶样红色皮疹而得名。该病是一种多系统受累的自身免疫性疾病，其特征为机体的免疫系统发生异常，错误地将自身健康细胞视为攻击目标。虽然本病多见于女性，但男性患者亦非罕见。男性患者的遗传倾向往往更为明显，临床表现不典型，肾脏损害更为严重，预后较差。

治疗系统性红斑狼疮通常需要应用免疫抑制剂和激素，但这些药物可能对男性的生殖系统构成潜在威胁。例如，长期应用环磷酰胺这种免疫抑制剂可能导致精子数量下降，甚至引发无精子症；激素治疗也可能干扰雄激素的正常分泌，进一步影响精子的质量和数量。对于年轻男性患者而言，这种生育力受损的风险更令人担忧。生育力保存技术可为这些患者提供一种选择，以更好地应对疾病及治疗可能带来的生育挑战。

马枭（化名）今年28岁，因表现优异，在入职仅一年后便被公司外派至外地负责一个项目。某天早上，他偶然间发现脸上出现了蝴蝶形红斑，不痛不痒，在附近一家诊所被诊断为“痤疮”。诊所医生推测他可能是水土不服，给他开具了外用药膏涂抹。但坚持治疗1个月后，马枭发现自己症状不但没有好转，反而双手近端指间关节也开始疼痛。他立即前往省城医院进行系统性检查，最终被确诊为“系统性红斑狼疮”。

确诊后，马枭的人生仿佛被按下了暂停键。他陷入了无法挣脱的困境，尤其是关节肿痛、疲倦乏力及严重的免疫紊乱等症状接踵而至，使他不得不暂停工作。医生详细地向他解释了系统性红斑狼疮的发病机制，并提出了以免疫抑制剂和激素类药物为主的治疗策略。然而，让他更为焦虑的是，这些药物可能影响他的生育能力。但随后，医生向马枭介绍了生育力保存技术，可以作为预防性措施来应对这些药物带来的潜在生育风险。

尽管“蝴蝶病”给人带来痛苦，但它并不意味着人生的终结。“我虽然患了这种病，但我的人生还在继续，未来还有希望。”马枭说。最终，他在正式治疗之前，先到精子库保存了自己的精子。

在接下来的几年里，因为激素和免疫抑制剂治疗，马枭经历了体重变化、情绪波动及免疫功能调整，但他的信念始终坚定。经过系统化治疗，他的病情得到了有效控制，并重新回到了工作岗位，他的感情生活也有了新的进展。当谈及未来的孩子时，马枭的脸上露出了欣慰的笑容——尽管他不幸罹患系统性红斑狼疮，但这场“生育力保卫战”让他通过冷冻精子，成功守护了自己的生育权利，这是病魔永远无法剥夺的宝贵财富。

# — 69 —

# 未来的“种子”：多囊肾病患者生育力保存之旅

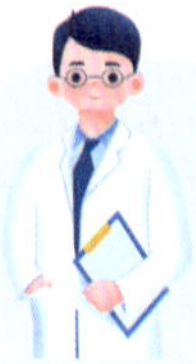

## 冷冻原因概述

常染色体显性遗传多囊肾病（autosomal dominant polycystic kidney disease，ADPKD）是一种常染色体显性遗传病，发病率为 1/（500 ～ 1000），不仅可能通过影响肾功能及引发代谢紊乱影响男性生育能力，还存在显著的遗传风险。男性多囊肾病患者可出现精囊、附睾、前列腺等泌尿生殖器官囊肿，影响精子质量，甚至导致梗阻性无精子症，药物及射精管手术治疗效果不佳。因此，提前冷冻精子是保护这类患者生育能力的关键策略。

32 岁的张潇（化名）是一名职业摄影师。在过去的 6 年里，他和女朋友环游世界，用镜头记录了无数珍贵的瞬间。正当这对恋人计划步入婚姻殿堂时，一次体检却意外打乱了他们的节奏。“我感觉最近房事你的精液量越来越少而且很稀。”女朋友一次不经意间地说道。张潇才意识到这个情况：“你不说还真没注意，好久没有体检了，刚好我们婚前全面体检一下吧。”检查结果却让他大吃一惊：他被确诊为“多囊肾病”，同时他的肝脏、生殖系统已出现多个囊肿，肌酐水平也轻度升高。医生告诉他：“你的精液量变少、质地越来越稀薄正是因为附睾、精囊有多处囊肿，而且精液中精子的数量、活力和形态均受到一定的影响。”

“为什么肾脏疾病最终导致精子质量下降呢？”张潇很是疑惑，“医生，不是说精子是睾丸产生的吗？我是肾脏有囊肿，怎么精子不行了？”经咨询生殖男科专家他才得知，自己患的是ADPKD，一方面，随着疾病进展可能导致肾衰竭；另一方面，本病常伴随生殖器官及其附属性腺囊性改变，如附睾囊肿、精囊囊肿、射精管囊肿、前列腺囊肿，可挤压输精管道，造成局部完全或不完全阻塞。这些精囊囊性扩张及输精管的长期扩张可导致输精管道及精囊蠕动功能受损，精子运输障碍而形成动力型梗阻，最终出现严重少弱畸精子症、死精子症，甚至无精子症等，进而影响男性生育力。

“医生，针对我目前的情况，有什么好的治疗方法吗？”他问了自己最关心的问题。“针对多囊肾病的肾脏囊肿，目前可以暂时观察，定期复查；但针对多囊肾病合并疑似动力型梗阻的少精子症、无精子症，采用经尿道射精管切开术治疗的效果往往并不理想，可能无法达到预期的治疗效果。因此，您可以考虑先把目前精液里的精子冷冻保存一部分以备将来使用。”

出于职业规划，张潇目前并没有生育计划，但他又担心随着病情加重导致精子质量的进一步恶化，甚至发展为梗阻性无精子症。在与医生和女朋友充分沟通后，张潇决定先到精子库进行精液精子冷冻保存，为未来的家庭留下一份“生命种子”。

# —70—

## 做好生育力保存，让与病魔拼搏的你没有后顾之忧

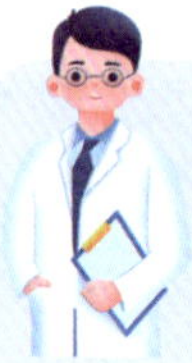

### 冷冻原因概述

肾病综合征是由多种病因引起、以肾小球基膜通透性增加伴肾小球滤过率降低等病变为主的一组综合征。其典型表现为大量蛋白尿（24 小时尿蛋白定量＞ 3.5g/d）、低蛋白血症（血清白蛋白＜ 30g/L）、高度水肿等。目前，临床上治疗肾病综合征的部分常用药物，如霉酚酸酯、环磷酰胺、雷公藤多苷等，具有生殖毒性，长期使用这些药物可能会对男性患者的生育力造成不可逆转的损伤。对于罹患肾病综合征、需要长期接受具有生殖毒性的药物治疗的青少年至育龄期男性，建议在开始治疗前进行精子冷冻保存，从而避免未来因用药导致生育力受损而失去拥有后代的机会。

六月，随着高考的结束，多数同学纷纷开始享受高中生活结束后的轻松时光，同时憧憬着即将到来的大学生活。然而，小吴（化名）和他的家人这时却面临着艰难的抉择。

时间回溯到一年多以前，在紧张的期末备考期间，小吴发现自己的腿部莫名地发生肿胀。起初，他以为这只是因为休息不足

和过度疲劳所致，但在随后的寒假里，他的腿越来越肿。于是，小吴到医院就诊，经过一系列的检查评估，最终被诊断为“肾病综合征”。这一消息对于即将冲刺高考的小吴及其家人来说，无疑是晴天霹雳，他们迫切希望小吴尽快康复，以免耽误学业和未来的发展。在那个寒假，小吴的父母带着他四处奔波求医，经过一段时间的治疗，他的症状得到了显著缓解，他很快重返校园继续准备高考。这期间，小吴持续使用糖皮质激素进行治疗（该类药物暂未发现明确的生殖毒性），他也暗自下定决心，既然病情已经得到有效控制，就一定要珍惜时间，努力备考。转眼一年多过去了，小吴顺利参加了高考。然而，正当他和家人以为可以松一口气时，他却发现自己身体再次出现水肿的症状。之后的复查结果显示“重度蛋白尿”，肾病综合征的各种症状在 1 个月内再次卷土重来……

在接下来的就医过程中，医生全面评估了小吴的病情，并进行了肾穿刺检查，以进一步明确病理类型。然而，一个新的挑战摆在了小吴面前，根据肾穿刺病理结果，他需要接受细胞毒性药物治疗，而这类药物对青少年男性的生育能力存在危害。但是为了治疗疾病，目前又不得不选择这种治疗方案。正当小吴一家一筹莫展之时，肾内科医生告诉他们，为了保险起见，小吴在接受治疗前可以先进行生育力保存。

鉴于治疗时间紧迫，小吴一家立即前往精子库进行咨询。在精子库，他们了解到，有一些疾病需要使用损伤生育能力的药物进行治疗，部分患者在接受治疗后短期内难以恢复生育能力，而精子冷冻保存可以帮助他们解决这一后顾之忧。在听完精子库工作人员的讲解之后，这个家庭仿佛看到希望的曙光。

随后，小吴顺利地完成了精子冷冻保存，同时也没有耽误对肾病综合征的治疗。尽管未来的治疗之路仍然漫长，也可能充满挑战，但想到自己曾经战胜过病魔，而且现在没有了来自高考和未来生育的压力，小吴就充满信心，坚信自己可以无所畏惧地直面病魔。

# -71-

## 冷冻“时光”，类风湿关节炎患者的生育备选方案

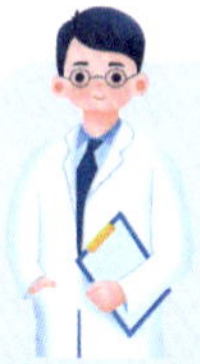

### 冷冻原因概述

类风湿关节炎是一种以关节慢性炎症为主要特征的自身免疫性疾病，该病可发生于任何年龄阶段的人群，在 40 岁以上人群中发病率较高[2]。为控制病情，患者通常需要长期服用药物，如非甾体抗炎药、糖皮质激素及免疫抑制剂。这些药物虽然可以有效缓解类风湿关节炎症状，但可能对男性患者的精子数量、质量及精子 DNA 造成不良影响。尽管在停药一段时间后，部分不利影响可能得到一定程度恢复，但未必完全可逆。因此，对于计划接受长期药物治疗的男性类风湿关节炎患者而言，自体精液精子冷冻保存成为一个值得考虑的重要选项，以保障其未来的生育能力。

小林（化名）今年 28 岁，是一位年轻的设计师。平日里，他喜欢与妻子规划未来的生活：买房、养宠物、孕育一个可爱的

宝宝。然而，这些计划在小林被确诊为类风湿关节炎时不得不暂时搁置。起初，小林并没有将这个病当回事，对它的认识只局限于轻微的关节痛。但随着关节疼痛逐渐加重，严重影响他的日常生活，他才开始正视这一疾病并寻求治疗。在系统的诊疗过程中，小林得知，为了控制类风湿关节炎病情，他需要长期使用免疫抑制剂和其他药物，而这些药物可能会对他的生育能力造成损害。

“对生育有影响？！”刚听到这一信息时，小林愣住了。他与妻子深思熟虑后，决定向医生咨询有无更好的解决办法。医生告诉他们，类风湿关节炎患者在接受可能影响生育的治疗前，可以选择冷冻保存精液。“这就像给你的未来存一份‘生育保险’。当你们准备好迎接宝宝时，可以随时使用冷冻保存的精子进行辅助生殖。”医生打了个生动的比喻。

在医生的指导下，小林前往人类精子库。经过一系列检查后，医生确认小林的精子质量良好，可以进行冷冻保存。小林进入取精室，留下了第一份样本。采集的精液被迅速送入实验室接受质量分析和处理。随后，小林收到一份精液冷冻保存报告，上面清楚地标明了样本编号和保存时间。这份报告对于小林来说意义非凡，它仿佛是一份承载着未来希望的承诺书，被他小心翼翼地收藏起来。

小林的经历其实是众多类风湿关节炎患者生育力保存历程中的一个缩影。在接受可能影响生育力的治疗前，及时冷冻保存精液是一种既简单又有效的生育保护措施，它让患者能够无后顾之忧地接受治疗，专注与疾病的斗争。

# —72—

## “冻结”抑郁，守护未来

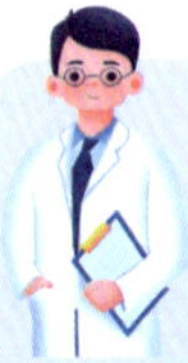

### 冷冻原因概述

抑郁症是一种心境障碍性疾病，抑郁症及抗抑郁药物均可能对男性生育力产生不利影响。研究[3]表明，抑郁症会对男性的生育能力造成损害。中重度抑郁症可能导致精子浓度及活力降低，合并睡眠障碍者更为严重。此外，抑郁症越严重，其后续生育相关治疗效果越差。同时，抑郁症患者需长期服用抗抑郁药物，如 5- 羟色胺选择性再摄取抑制剂、三环 / 四环类抗抑郁药物及 5- 羟色胺去甲肾上腺素再摄取抑制剂等。这些药物都可能对精子浓度、活力、形态产生不利影响，甚至引起男性性欲减退及勃起和射精功能障碍，导致男性生育力进一步下降。而对于生育问题的担忧与顾虑反过来会进一步加重抑郁情绪，形成恶性循环。因此，在抑郁症诊疗初期阶段进行生育力保存，可以为患者减轻因生育力可能受损而产生的忧虑。

“医生，我想要做精液检查。”一位年轻瘦削的男子坐到我的面前说道。他的双眉紧锁，眼神飘忽不定，透露着焦虑与不安。随着问诊的进行，男子吐露了心声。男子名叫小张（化名），是一名销售经理，作为公司的中层干部一直承受着业绩重压。加之近年来公司经营不善，他长期彻夜难眠，近期被诊断为抑郁症。“医生，我今年已经 35 岁了，前几年忙于工作，一直没有考虑要孩子。现在我和未婚妻都渴望有个孩子，但我听说抑郁症可能会导致精子质量下降，而且我还在吃抗抑郁药物，不知道这些药会不会也对我的生育能力产生影响呢？”看着小张焦虑又充满期待的眼神，我深感同情与责任重大。确实，抑郁症患者在生育问题上可能面临双重压力：既要承受着抑郁症的痛苦，又要担忧未来生育能力下降的问题。

详细告知了小张抑郁症对于生育力的不良影响之后，我建议小张考虑生育力保存。小张听后眼中闪过一丝惊喜：“真的吗？那我该怎么做呢？”我向他详细介绍了精子冷冻的过程和优势。小张听得非常认真，但随即流露出一丝担忧：“那这个过程会不会很复杂？会不会对身体有伤害呢？”我微笑着安慰他：“放心吧，精子冷冻技术已经非常成熟，过程相对简单，对身体基本无害。当然，在精子冷冻之前，您还需要进行全面的身体检查，包括精液分析、生殖道感染筛查等，以评估精子质量和生育能力，进而制定最适合的冷冻方案。”

小张听后，心中的疑虑逐渐消散，开始积极配合我们的检查和治疗。在接下来的几周里，他按照我们的指导，调整生活习惯，保持良好的作息，避免过度劳累和精神压力。同时，我们也为他进行了心理疏导，帮助他缓解紧张情绪，增强治疗的信心。最终，小张顺利冻存了质量优异的精子。整个过程非常顺利，小张也如释重负。看着他脸上露出久违的笑容，作为医护人员，我们心中也感到无比欣慰。这不仅是一次普通的医疗操作，更是为他未来的生活留存了一份希望和生育保障，让他在后续的抗抑郁治疗中再无后顾之忧。

# -73-

## 甲状腺功能减退症患者的生育希望：自精保存+人工授精

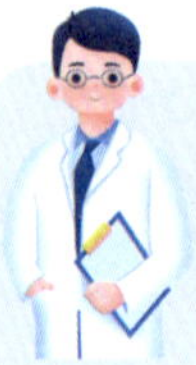

### 冷冻原因概述

甲状腺功能减退症，简称“甲减”，是由各种原因导致的血清甲状腺激素缺乏或甲状腺激素抵抗而引起的全身性低代谢综合征。部分男性患者会出现明显的精力不济和体力下降。对于备孕的夫妇而言，通常需要进行规律的性生活。然而，若男方罹患甲减且未接受规范治疗，其精力和体力显著下降，则影响性生活，甚至会出现对性生活的抵触情绪和勃起功能障碍，影响备孕。此时，部分男性患者还有可能勉强完成手淫取精，可以采用提前自精保存联合人工授精的方式实现生育。

“你到底想不想生孩子？！”王琚（化名）无奈地盯着自己的丈夫崔元（化名）。崔元避开妻子的目光，低头道：“当然想生啊，我们都快 37 岁了。”然而，王琚接着问道：“你确诊甲减也有 2 年了，吃药也不规律，以你现在的身体条件，我们 1 个月连 1 次同房都无法保证，怎么生？！”她提议道：“实在不行，我们就去生殖中心咨询一下，哪怕做辅助生殖也行。”崔元委屈地说：“我也想规律用药啊，但你又不是不知道我的工作情况，连吃饭都不规律，更别说吃药了。既然你能接受辅助生殖，那我们这两天就去问问吧。”

两天后，崔元和王琚来到医院，经过门诊医生的评估，王琚的身体状况良好，而且半年前崔元的精液检查结果也正常，于是医生建议他们先尝试人工授精。然而，崔元这里出现了问题。由于精力不足，再加上紧张，他在复查精液时，取精失败了。“我半年前检查精液时没问题，这次取精没成功也没关系吧？”崔元轻声向医生问道。医生看着崔元夫妇说：“无论是人工授精还是体外受精－胚胎移植，都需要当天取精。”“那这种情况我们怎么办呢？”王琚担心地问道。医生回答道：“最好的办法是规范治疗甲减，争取实现辅助生殖当天能成功取精。另外，可以尝试提前进行自精保存，作为备用方案，若当天取精失败可以使用冻存的精子。”崔元低头思索了一会儿，问道：“那冻存的精子有冻存期限和数量上的限制吗？”医生耐心回答：“冻存时限没有限制，即使超过 10 年也可以正常使用。冻存数量也没有严格限制，通常会冻存 8 支左右，一般一次辅助生殖会使用 2 支。”在权衡利弊后，崔元决定选择提前进行自精保存作为备用方案。

崔元 3 周往返精子库 6 次，虽然经历了 4 次失败，但最终成功取精 2 次，冻存了 10 支精液标本。1 个月后，王琚顺利进行了人工授精并成功怀孕。

自精保存技术的成熟为育龄期夫妇提供了更多的选择，特别是对于一些存在特殊情况的夫妇，这项技术能够切实地帮助他们解决生育难题。

# - 74 -

## 给生育上“保险”：碘[$^{131}$I]化钠治疗前存精

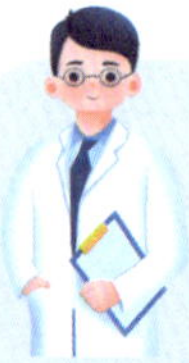

### 冷冻原因概述

碘[$^{131}$I]化钠不仅被用于治疗甲状腺癌，也会被用于治疗部分特殊的甲状腺功能亢进症（简称“甲亢”），例如，当甲亢患者对甲巯咪唑和丙基硫氧嘧啶等抗甲状腺药物过敏时，可以选择碘[$^{131}$I]化钠进行治疗。由于碘[$^{131}$I]化钠具有放射性，因此，在治疗期间及最后一次使用后至少 6 个月内患者应采取避孕措施，以避免对胎儿造成潜在影响。对于计划在短期内进行辅助生殖的夫妇而言，在使用碘[$^{131}$I]化钠治疗前进行自精保存是一种有益的选择。

“老婆，你快来看一下，我身上这是怎么了？”李伍（化名）在卫生间大声呼喊。妻子卢敏（化名）被这突如其来的叫声吓了一跳，赶紧起身前去查看。她发现李伍全身出现大片大片的凸起的红色皮疹，由于他的不断抓挠，皮肤上已出现一道道血痕。卢敏连忙制止了李伍的抓挠行为。“天哪，好吓人！我不会是过敏了吧？咱们赶紧换衣服，现在就去医院！”李伍意识到情况严重，催促着卢敏一起前往医院。

到达医院急诊室后，医生经过详细的病史询问得知李伍患有甲亢，在了解了他的用药情况后，初步判定李伍是因为当日首次口服甲巯咪唑片出现了过敏反应。鉴于症状较重，医生立即安排李伍入院接受抗过敏等对症治疗，并要求他立即停用甲巯咪唑片。经过 3 天的住院治疗，李伍的身体状况基本恢复正常。

这次的过敏经历让李伍不敢再服用甲巯咪唑片，通过咨询内分泌科医生，李伍了解到对甲巯咪唑过敏者对另一种抗甲状腺药物——丙基硫氧嘧啶的过敏概率远高于正常人群。因此，李伍也不敢再尝试丙基硫氧嘧啶这类抗甲状腺药物。但李伍的甲亢病情较严重，需要进行治疗，医生便给出手术或碘［$^{131}$I］化钠治疗两种方案。由于李伍对手术有强烈的排斥心理，他更倾向选择碘［$^{131}$I］化钠治疗。但碘［$^{131}$I］化钠具有放射性，会影响精液质量，这让李伍心生忧虑。

卢敏已经 38 岁，因她的身体不能自然受孕，夫妻二人原计划在半年内进行辅助生殖，而且她调理身体已经花费了不短时间。如果李伍开始接受碘［$^{131}$I］化钠治疗，辅助生殖又可能延期……

在了解到李伍夫妇的特殊情况后，内分泌科医生建议李伍在接受碘［$^{131}$I］化钠治疗前进行自精保存。这一建议让李伍夫妇看到了希望，决定前往精子库咨询相关流程。

来到精子库后，李伍夫妇得知自精保存是一项成熟的生育力保存技术，并详细了解了存精和用精流程。于是，1 周后李伍便完成了自精保存。随后，他按计划接受了碘［$^{131}$I］化钠治疗。4 个月后，卢敏成功地利用了之前冻存的精子进行体外受精－胚胎移植怀上了宝宝。

# －75－

## "失控"的体重，"受伤"的精子

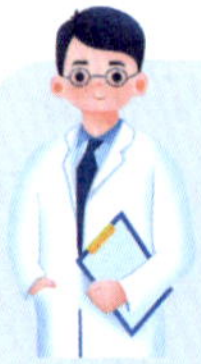

### 冷冻原因概述

研究表明，男性不育症与肥胖有关。肥胖不仅会造成男性精液质量受损，还会导致男性性欲减退和勃起功能障碍，进而影响生育能力。肥胖男性性腺功能减退的原因繁多，包括促性腺激素和睾丸雄激素水平降低、雄激素与雌激素比例失衡、胰岛素抵抗及睡眠呼吸暂停等。对于该类患者，除常规门诊治疗外，控制体重、改善生活方式等方法也具有良好的治疗效果。但对于部分减肥困难或者自律性较差、反复肥胖的男性患者而言，为避免长期肥胖对精液质量造成损伤而影响后续备孕，可考虑在其精液质量未受损或损伤较轻时进行生育力保存，以备不时之需，避免影响后续生育。

李铭（化名）是一位不折不扣的美食爱好者，平素兴趣爱好不多，最大的乐趣便是品尝各地美食。然而，随着美食越品越多，他的体重也逐渐失控。加之年龄的增长、工作压力的加剧及运动时间的压缩，身高 170 厘米的他体重竟已飙升至 200 斤。如今，李铭已是而立之年，在父母的催促下，他和妻子开始了备孕。尽管深知自己因肥胖而处于亚健康状态，但精液常规检查结果仍让他惊慌失措和焦虑万分，精子活力差、浓度低……检验单上的一个个箭头犹如利剑般直刺内心。

“医生，我这种情况还能生育吗？这可怎么办呀？”李铭声音中带着一丝颤抖。“理论上还是有可能的，但是目前精液检查结果提示你患有中度少精子症、中度弱精子症，自然生育的概率会相对较低。如果想要提高自然生育的概率，你得好好控制体重，我建议你做一下全身体检，关注一下血糖、血脂、血压等指标。”作为男科医生，我回答了他的问题。“不瞒您说，我前段时间刚做过体检，医生说我患有脂肪肝、高脂血症、高血压，好在血糖是正常的。”李铭不好意思地说道。我无奈地摇摇头，说道：“既然你知道自己的情况，更应该重视肥胖的问题，对于你而言，备孕的第一步是好好减肥！”随即我向他讲解了肥胖等代谢综合征对男性生育力的影响。了解情况后的李铭痛定思痛，后悔不已，下定决心要努力减肥。

结合李铭的情况，我为他制定了治疗方案，同时建议他去营养科就诊，了解减肥期间的营养摄入问题。在后续药物治疗的同时，李铭逐渐改掉了不良的生活习惯，坚持健康饮食和适量运动。随着时间的推移，他的体重逐渐下降，血压和血脂水平也得到了有效控制。虽然减肥过程中他时常会感到焦虑不安，但在我们的鼓励和支持下，他始终没有放弃。治疗期间，多次复查结果提示他的精液质量稳步提高。终于，在治疗后的 5 个月，他的精液质量恢复到了正常水平。拿到检查结果的那一刻，李铭长长地舒了一口气。复诊时，他向我分享着他减肥成功的喜悦，还提到减肥后他的性功能也得到显著改善。然而，李铭也表达了他的顾虑，尽管已经经历过减肥的痛苦，他依然担心自己面对美食时无法抵制诱惑而造成体重再次失控。了解了他的顾虑后，我建议他进行精子冷冻以保存生育力。

在咨询了精子冷冻的相关事宜后，李铭决定进行生育力保存。当精子成功冻存时，李铭顿感轻松无比，心里的大石终于落地。

# 76

## “甜蜜”的负担

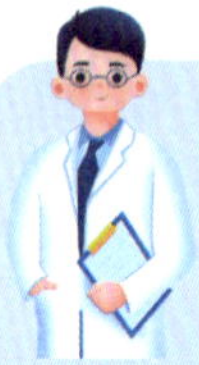

### 冷冻原因概述

糖尿病是一种全球性流行病，发病率和死亡率均居高不下。它可导致多种全身并发症，其中包括对男性生育能力的负面影响。糖尿病可以通过诱导性功能障碍、内分泌紊乱、睾丸及附属性腺功能减退等途径损伤男性生育能力。研究[4-5]显示，男性糖尿病患者不育的患病率高达 35% ～ 51%。因此，一旦发现患有糖尿病，应立即积极治疗。对于血糖控制不佳且未来有生育需求的男性糖尿病患者，建议尽早进行生育力保存，以免未来因糖尿病导致生育力损伤而不育。

小李（化名）最近感到有些困惑。他筹划多年的减肥计划还未开始实施，却在这两个月莫名其妙地瘦下来了。正当他百思不解又有点沾沾自喜时，父亲的一句话却让他警觉起来：“你平时吃那么多，怎么突然就瘦了？不会是患了糖尿病吧。”小李心里一紧，想到家里爷爷、父亲、大伯都是糖尿病患者，而且大伯的糖尿病一直控制不佳，甚至影响了生育能力，最后只能领养孩子。再想到自己还年轻，连女朋友都没有，小李决定还是谨慎为好，于是去医院进行检查。

几天后，小李的检查结果出来了，医生确诊他得了糖尿病。除了遵医嘱积极治疗糖尿病外，小李心头还有一块石头迟迟没有落地，那就是自己的生育能力会不会像大伯那样受到影响而无法生育。

带着这份忐忑，小李前往人类精子库，咨询男性生育力保护的相关事宜。精子库的医务人员了解小李的疑惑后，详细地解答了糖尿病对男性生育力的潜在危害，同时也告诉他，糖尿病并非不治之症，通过积极的治疗和调整饮食习惯，很多患者可以获得良好的治疗效果，而且大多数血糖控制良好的患者完全可以自然生育。听了医务人员的话，小李心中的大石落下了一半，但是对自己的精子质量仍有些不放心。

为了保险起见，小李还是决定将精子冷冻保存。经过精子保存前的常规检查，医生发现小李的精子活力已经出现轻度降低，但好在问题不大，不影响后续使用。终于，完成了保存流程的小李彻底放下了心中的大石，开始全身心地投入糖尿病的治疗中。

## 参考文献：

［1］付蓉，刘春燕. 再生障碍性贫血诊断与治疗中国专家共识（2017版）解读［J］. 临床血液学杂志，2017，30(6)：5.

［2］DI MATTEO A，BATHON J M，EMERY P. Rheumatoid arthritis［J］. Lancet，2023，402(10416)：2019–2033.

［3］钱璋，孙晓莉. 抑郁症影响生育力的研究进展［J］. 中华生殖与避孕杂志，2024，44(12)：1298–1303.

［4］邓春华，商学军．中国男科疾病诊断治疗指南2022版［M］．北京：人民卫生出版社，2022.

［5］SALONIA A，BETTOCCHI C，BOERI L，et al. European Association of Urology Guidelines on sexual and reproductive health-2021 update：male sexual dysfunction［J］．Eur Urol，2021，80（3）：333-357.

# 第五章 特殊职业与精子冷冻

## -77-

## 和平年代的英雄之“未雨绸缪”

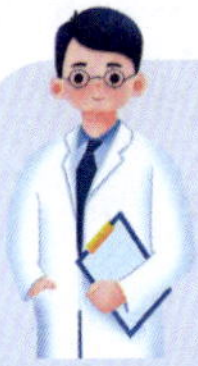

### 冷冻原因概述

2024年初，公安部新闻发布会通报，2023年全国公安机关共有253名民警、164名辅警因公牺牲，4565名民警、3311名辅警因公负伤。平均每天至少1名警察因公牺牲、20余名因公负伤。“警察”可以说是和平年代最危险的职业之一了。提前进行生育力保存对于警察而言可作为“生殖保险”，以应对不时之需。

“我的孩子，如果可以，我想告诉你世间的一切奥秘，告诉你山川大河、日升月落、光荣和梦想、挫折与悲伤……”这是电影《我和我的父辈》中感动无数观众的《诗》，甚至许多观众产生了强烈的共鸣，情不自禁流下眼泪。父母对子女的爱永远都是那么的无私。

“你为什么要冷冻精子呢？”对于每个来到精子库咨询的人，我们都会认真询问原因。然而，这天的咨询对象有些“特殊”。“我老公是名警察，在孩子5岁时，他在外出执行任务时不幸受伤，丧失了生育力。孩子从小就想和他爸爸一样，成为一名警察保家卫国。这不，孩子两年前顺利从中国公安大学毕业，和他爸爸一样成为一名警察。唉，虽说儿孙自有儿孙福，莫为儿孙做远忧。可警察的工作毕竟太危险了，孩子参加工作后神龙见首不见尾的，我心里无时无刻不在担忧孩子的安全。万一再碰上他爸那样的情况，他这一生……我想着提前咨询一下，看看能不能让孩子来冷冻精子。当然，孩子总要长大，不可能一直生活在我的保护下，他已经是成年人了，已经对以后的生活有了自己的态度和规划。”面前这位50多岁的阿姨语调平缓地说出她来此处的原因。作为警察家属，这位母亲对孩子的担忧是人之常情，“殚竭心力终为子，可怜天下父母心”。

半个月后，科室里来了一位男士，五官端正，声音沉稳，举止大方。询问过后，发现他就是阿姨口中那“神龙见首不见尾”的孩子。

我详细告知其精子冷冻的流程、注意事项等后，他签订了精子冻存协议。由于当时天气比较热，他脱下了外套，露出军绿色的短袖，右侧上臂外侧露出了一大片擦伤和淤青，令人触目惊心。他注意到了我的震惊，摇了摇头说道：“医生，您此刻的表情提醒了我，回到家一定不要脱外套，不然我老妈又该背着我抹眼泪了。”看着他这习以为常的模样，可想而知，这些伤已是“家常便饭”。

“哪有什么岁月静好，不过是有人替你负重前行。”这一刻我深深地理解了这句话。在办理完所有手续、成功冷冻精子后，他和我挥手道别，说道：“医生，再见！希望我永远用不上这份标本。”

# 78

## “钢铁卫士”的生育保障

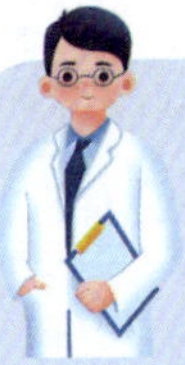

### 冷冻原因概述

在备孕夫妻中，军婚夫妻是一个特殊的群体。军人职业具有特殊性，他们在执行任务过程中可能面临各种危险情况，有些军人还可能会被长期部署在偏远地区，因此，许多军婚夫妻的备孕时间和条件都相对有限。部分军婚夫妻会选择进行辅助生殖，此时若男方提前进行生育力保存，就可以使其妻子在进行辅助生殖时不受配偶时间、地点的影响，保证其辅助生殖周期的顺利进行。

如果说，战乱纷飞的峥嵘岁月里，奋勇杀敌、舍生忘死是军人价值的最好体现，那么和平年代里，默默奉献是军人最好的写照。备孕，对于普通夫妻而言，可能是一件很普通的事情；但是对于很多聚少离多的军婚夫妻而言，却并不容易。

李女士和爱人是高中同学，认识10年有余，结婚5年。爱人高中毕业后参军，成为一名中国人民解放军陆军战士，李女士则顺利考上大学继续深造。本来可能再无交集的两人因一次同学聚会再次有了联系，随着时间的推移两人自然而然地走到了一起。

自从确定关系后，两人一直分居两地。婚后，她和爱人商量好先齐心协力奋斗事业，晚个一两年再生孩子也没关系。李女士想，每年她有 45 天探亲假，可以住在部队的家属院里，再者爱人每年也有 40 天假期，算下来两人有两三个月的时间朝夕相处，想怀孕的话时间应该足够了。

然而，直到 2022 年初，两人备孕已有 3 年，李女士依然没有怀孕。这下两人急了，到医院做相关检查，并无问题。此时，李女士已经 30 岁了。她说，刚结婚时，父母催生，她还有点反感，但现在不用父母催，她自己都有点着急了。看到别人家的孩子，她满脸微笑，亲亲这个，抱抱那个，稀罕得不得了。

父母也是到处打听老中医，为李女士号脉、抓中药。自此李女士每天喝中药，跟吃饭一样准时，每次她看到父母端来的中药就忍不住想倒掉，但是看到父母的眼神，只能捏着鼻子喝了。

2022 年底，李女士仍然没有怀孕，爱人提出让李女士随军。可是李女士考虑双方父母逐渐年迈，身体也大不如前，实在不愿意让父母成为空巢老人，再者爱人以后终究是要退伍回家的。思来想去，两人决定再尝试备孕 1 年。

李女士购买了大量排卵试纸，一旦监测到排卵，立即前往部队和爱人汇合。可惜计划赶不上变化，2023 年初李女士爱人所在部队接到任务，移防到一个偏远地区，交通极不便利。即便李女士监测到排卵立即出发，等赶到部队也已经错过排卵期。又过去大半年，还是没有好消息传来。两人商量了好久，决定尝试辅助生殖。

2023 年 8 月，李女士从部队回到县城后，便四处了解辅助生殖的相关事宜。因为爱人职业的特殊性，她特别担心在她做好一切准备即将取卵的时候，他会接到即刻返回部队的通知。每每想到此，李女士就非常焦虑。身边的朋友提醒她，有没有可能提前把她爱人的精子冻存起来以应对这类突发情况。可是冻起来的精子，能行吗？会不会影响受孕？带着这些疑问，李女士来到了精子库。

听完她的故事，我深深地感受到了军人及其家属的不易。这一刻我下定决心，要让李女士卸下焦虑，轻松“上阵”。我向李女士详细介绍了人类精子库的功能，着重介绍了生育力保存项目的相关适应证。生育力保存项目非常适合李女士和爱人这类长期异地生活的夫妻，通常来说，就是丈夫提前到精子库将自己的精子冷冻保存，在妻子等待进入促排卵周期，需要受孕时，提取当时保存的精子，完成受孕。这一刻李女士长舒口气，放松下来，决定等她老公从部队回来，就来做精子冻存。

2023 年 12 月，我终于见到了李女士故事的“主人公”，并成功为其冷冻保存了 6 支精液标本。

看着他们携手离开的背影，我由衷地祝福他们，祝福每对军婚夫妻都能如愿以偿，喜得贵子！记得春节时期看节目时有一段画面，那些不能回家的中国军人们说：“战位有我，请祖国和人民安心过年！”此时，作为精子库的工作人员，我也想告诉那些有生育困境的军婚夫妻：“备孕有我们精子库，请您和家人放心！”

# 79

## 翱翔蓝天，储存希望

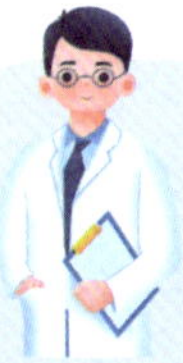

### 冷冻原因概述

随着社会的飞速发展及人民生活水平的显著提高，越来越多的人有了保险意识，其中也不乏对精液冻存这种特殊“保险”的认识。由于工作、生活节奏的加快，越来越多的适龄青年因忙于工作而无暇顾及生育，他们的生育能力随着年纪的增长悄然下降。因此，“精液冷冻保存”这一名词逐渐进入大众视野。

飞行员职业的特殊性在于需要频繁驾驶飞机前往世界各地，这使他们与配偶之间聚少离多，想要自然生育往往面临诸多困难，因此，很多飞行员夫妇选择提前将男方的精液进行冷冻保存，以便未来有生育需求时，可借助辅助生殖实现生育愿望。

“女士们、先生们，大家早上好，我是本次航班的机长，欢迎您乘坐本次航班。”相信经常坐飞机的人都对这段话耳熟能详，没错，这是乘坐飞机时的机长广播。本期故事的主人公是一位民航机长。

“从民航飞行学院到航空公司，从一名观察员到副驾驶、再到机长，我用了 12 年，当看到我肩章上的 4 条杠时，我明白了责任与敬畏。所以我苦练飞行技术，认真严谨对待每一次起飞降落，责任时刻在我心中，只为守护好每位旅客的安全。”这位机长说，“可能大众对飞行员的印象是帅气、光鲜亮丽，可是在这背后是辛苦的付出。飞早班机时，凌晨 3 点就要起床，晚班可能凌晨 1 点才能下班，长时间坐在驾驶舱，身体真的受不了。我的妻子是一名空姐，由于我们职业的特殊性，夫妻聚少离多，尽管目前我们还没有生育的打算，但我们想要了解一下精子冻存。”

的确，长时间的久坐不仅会导致颈椎、腰椎的不适，而且威胁着男性的生殖健康，精液质量可能会因此受到影响。如果暂时没有生育的打算，提前将精子冷冻保存也是对自己未来生育的保障。很多职业由于其特殊性，男性从业者经常熬夜加班、久坐，严重威胁其生育健康，如医疗行业、互联网行业、工作强度大的办公室职员等。

他接着问道：“医生，针对我们这种情况，您建议我冻存多少精子比较合适呢？”在精子库的接待大厅，大部分患者都会问这个问题，究竟冻存多少精子对未来有保障。“冻存的数量与未来的使用有关联，在精液质量正常的情况下，不同的辅助生殖技术的需要量是不一样的，为了满足辅助生殖的需要，我们通常建议保存 6 ～ 8 支。”我回答。“医生，那我要对妻子和自己负责，对我们的未来负责，我听取您的专业建议。”最终这位民航机长成功冻存了 8 支精液标本。

人生于天地之间，各有责任。“知责任者，大丈夫之始也；行责任者，大丈夫之终也。”“责任”一词贯穿我们的人生，我们需要对家庭负责，对工作负责，对自己负责。在结合自身情况慎重考虑后，提前进行生育力保存，何尝不是对自己和家人负责任的一种表现呢？

# -80-

## 核电站守护者的抉择：职业挑战与精液质量保护

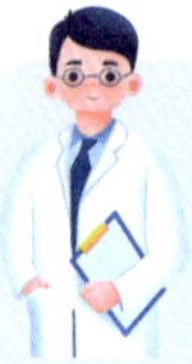

### 冷冻原因概述

影响精液质量的因素众多，其中，工作环境起着至关重要的作用。辐射、高温、化学药品及有毒物质的暴露都可能对精液质量造成潜在威胁。核电站作为高危工作环境之一，其核污染事件尤为引人注目。放射性物质的泄漏和扩散不仅会污染环境和生态系统，更对人类健康构成长期威胁，降低生育能力便是其中之一。

面对这样的职业挑战，如何保护精液质量成为许多从事高危职业人群关注的焦点。而精液冷冻保存技术可以为这些担忧生育力受损的人群提供一份安心保障。

在一个风和日丽的下午，王明涛（化名）走进人类精子库的大门。他是一位核电站设备的维护和维修人员，长期在高压、高风险的环境中工作。虽然身着厚重的防护服，但王明涛的心中时常感到一丝不安。国外某电力公司涡轮机水管爆裂事件的新闻让他对自己的工作环境更加担忧。尤其是考虑到自己尚未结婚生子，他担心一旦遭遇意外，自己的生育力可能会受到不可逆转的损害。

王明涛在网络上偶然了解到精子库可以冷冻保存精液的信息，这让他眼前一亮。于是，他决定亲自来精子库咨询，了解这项技术的具体情况。

“您好！我是在网上看到精子库可以冷冻保存精液的信息，特地来咨询的。”王明涛略显紧张地说道。

工作人员微笑着接待了他，耐心解释道：“是的，我们精子库确实提供精液冷冻保存服务。这项服务主要是为有生育需求但担心未来生育力受损的人群提供的。您需要提供一些基本信息，比如身份证号、联系方式等，并进行必要的健康检查。”

王明涛仔细听着工作人员的介绍，不时点头表示理解。他询问道：“那需要冷冻保存多久？费用大概是多少呢？”

工作人员回答道：“冷冻保存的期限可以根据您的需求来定。费用，会根据您选择的保存期限和具体服务内容有所不同。不过，您放心，我们会提供详细的费用清单，确保透明公正。”

在了解相关流程和费用后，王明涛决定进行精液冷冻保存。他按照工作人员的指示，进行了必要的健康检查和资料登记。在取精室，他按照要求完成了取精，并将样本交给了标本接收处的工作人员。

实验室老师在显微镜下仔细观察了精液质量，经过一系列评估后，成功为王明涛冷冻了 6 管精液标本。当工作人员告诉他冷冻成功的消息时，王明涛难掩内心的激动。

“太好了！这下我可以更加安心地工作了，”王明涛感激地说道，“真的很感谢国家有这样的合规、合法机构，为我们提供了这样的保障。”

王明涛离开精子库时，步伐轻快了许多。这份保障不仅是对他生育力的保护，更是对未来家庭美满的守护。这份保障也将支持他继续坚守在核电站的岗位上，守护电站的安全，同时也守护自己心中的那份希望。

# -81-

## 爱的“守护航”：机长的自体精液冷冻之旅

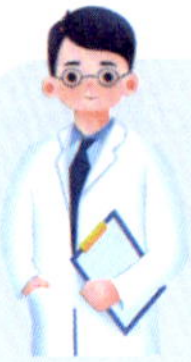

### 冷冻原因概述

飞行人员，被誉为“天空中的守护者”，凭借精湛的飞行技艺和无畏的勇气，守护着每一次航班的平安起降，令人由衷钦佩。然而，工作环境和工作性质的特殊性也让他们面临诸多可能影响生育力的因素。

首先是长期飞行带来的时差调整问题。频繁跨越不同时区导致他们生物钟紊乱，内分泌系统也随之受到波及。其次是高空辐射问题。飞机虽然具备一定的抗辐射能力，但长期暴露其中，仍可能悄然损伤生殖细胞。再者，高强度的工作压力与繁重的飞行任务，如同无形的枷锁，让飞行员时常陷入心理紧张、焦虑的困境，进而对生育能力产生潜在的负面影响。此外，飞行人员的职业特性使他们为了职业发展和个人规划，往往选择晚婚晚育，但随着年龄的增长，他们的生育能力也不可避免地逐渐下降。

面对这些挑战，飞行人员可以选择精子冷冻保存这一方式来守护生育力。借助先进的冷冻技术，他们能够在生育能力处于最佳或最适宜的时机，提取并保存精子，以备未来之需。这种方式不仅安全有效，而且操作简便，无疑是飞行人员明智且负责任的选择。通过精子冷冻保存，他们能够在未来需要时恢复生育能力，实现自己的生育梦想。

邱翔（化名）是一位经验丰富的国际航班机长，他热爱飞行事业，但多年的飞行生涯也让他不得不面对一个现实问题：频繁的跨国飞行、不规律的生活作息及长期与家人的分离，都可能会影响他未来的生育计划。他的妻子小娜（化名）同样在机场工作，是一名优秀的地勤管理人员。两人因工作繁忙，婚期一拖再拖，直到 30 多岁才携手步入婚姻的殿堂。婚后，他们开始关注生育问题，担心自己的年龄和职业特性会对生育造成不利影响。

一天晚上，邱翔结束长途飞行回到家，小娜正坐在沙发上，一脸忧虑。邱翔走过去，轻轻搂住她："怎么愁眉苦脸的？"小娜抬起头，叹了口气说："咱们都 30 多岁了，工作又这么忙，以后如果想要孩子，会不会有困难啊？"邱翔沉默了一会儿，说："我也担心这个问题，听说长期飞行对生育能力有影响，咱们得想想办法。"

一次偶然的机会，邱翔从同事那里得知了精液冷冻保存这一前沿医疗技术。他兴奋地回到家将这一信息告诉小娜。小娜眼睛一亮："真的吗？那咱们赶紧去了解了解。"

于是，他们决定前往人类精子库进行咨询。在人类精子库，工作人员热情地接待了他们。工作人员详细解释道："精液冷冻保存技术允许男性在生育能力最佳或最适宜的时机提取并保存自己的精液，以备将来使用。这既能帮助你们应对未来可能出现的生育风险，还能为生育计划提供更多的灵活性和保障。”

邱翔和小娜听后，觉得这是个不错的选择。但工作人员接着告诉他们，在进行精液冷冻前，邱翔需要先前往生殖男科就诊，接受生育力评估，还要进行精液及血液的相关检查。邱翔有些疑惑：“血液检查我知道，但精液相关检查具体包括哪些呢？”工作人员耐心地回答：“精液相关检查包括精液分析、精子形态学检查，以及支原体、衣原体、淋球菌、需氧菌检测，就是检查精液中有无这些病原菌。血液检查主要是输血免疫全套，也就是乙型肝炎、梅毒、艾滋病、丙型肝炎筛查。”

邱翔点点头，又问：“那检查有什么特殊要求吗？”工作人员说：“检查者必须在距离上次排精 48 小时以上且不超过 7 天的时间内进行检查，排精方式包括梦淫、手淫、正常性生活等。在精液检查结果均无异常，符合规定的禁欲时间的情况下，检查者本人需携带身份证原件，前往精子库取精进行生育力保存。在办理冷冻手续时，还需要签署相关文件。”

邱翔和小娜认真记下这些要求。之后，邱翔按照要求前往医院进行各项检查。几天后，检查结果一切正常。邱翔带着身份证来到精子库，在工作人员的指导下完成了精液的采集与冷冻保存，最终成功冷冻了 6 管精液标本。

几年后，当邱翔和小娜认为时机成熟，准备迎接新生命时，他们前往医院的生殖医学中心。通过解冻、复苏精液，依靠辅助生殖技术，小娜成功怀孕。当听到胎儿心跳的那一刻，两人激动得热泪盈眶。这个小生命的到来，不仅为他们的家庭带来了欢乐，也成为他们人生中最珍贵的礼物。

目前，现代医疗技术在保护人类生育力方面有了巨大进步，也提醒了广大职场人士，尤其是工作内容或工作环境特殊的群体，要关注自己的生育健康，合理规划家庭生育计划。

## - 82 -

## 橙色身影的“生命银行”

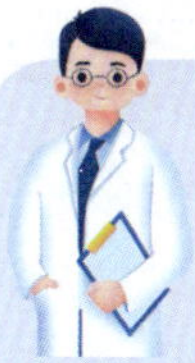

### 冷冻原因概述

消防员由于经常出入各类高温、高危险环境执行任务，且任务现场可能存在各种有毒、有害气体、化学物质等，可能使他们面临潜在的生殖健康风险。通过生育力保存措施，消防员可以为自己未来生育提供一份保障。即使他们在日后的工作中遭遇意外，也依然能够在合适的时机，使用保存的精子，实现成为父亲的梦想。

在生活中，医护人员常被比喻为从死神手中“抢人”的英雄！但其实还有另一群身着橙色战衣的勇士也在24小时严阵以待，只要警铃响起，便即刻出发，从各种紧急险情中勇敢“救人”。这群人就是消防员。他们始终坚定不移地站在守护生命的第一线，正是有了他们的默默付出，我们才能更加安全地生活。李浩（化名）就是一名经验丰富的消防员，参与过的大大小小抢险任务不计其数，无数次的“死里逃生”让李浩不得不开始审视自己的职业风险。在了解到他的担忧后，队友为他介绍了一个特殊的机构——精子库。刚听到“精子库”时，他心里还有点奇怪，直接反驳道："精子库不是捐精的吗？"再仔细听队友讲后，才知道原来目前精子库已不仅可以捐精，还早已开展了生育力保存的业务。队友还劝说他到精子库了解生育力保存的相关事宜。

当李浩穿着便服来到精子库时，高大挺拔的身影在大厅中格外显眼。在听他讲述完自己的职业情况和自己的担忧后，我为他详细介绍了生育力保存的方法和意义，并告诉他，像他这样从事高风险职业的人，提前考虑生育力保存是非常明智的选择。

在我介绍时，李浩听得格外认真。从生育力保存的成功率、辅助生殖技术的成功率、冷冻过程对精子质量的影响，到未来使用冷冻样本的流程及规定等，他都一一提出自己的疑问及顾虑。通过各维度的讲解和介绍后，李浩对生育力保存的了解更为深入，心中的那块大石头也终于落了地。

经过慎重考虑及与家人的电话沟通后，李浩决定进行生育力保存，并完成了相关检查，计划在下次休假时进行精子冷冻保存，为未来做更充分的准备。

# — 83 —

## 放射卫士的"火种"储备

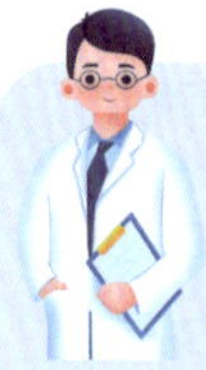

### 冷冻原因概述

电离辐射广泛存在于日常生活中，如自然界中天然的放射性物质、宇宙射线等。随着科学技术的发展，电离辐射被广泛应用于各行各业，比如，在医院的放射科，我们都可以看到"当心电离辐射"

的黄色三角标志。放射科的工作人员因工作要求需长期置身于辐射环境中。这不仅对他们自身健康构成挑战，还可能对生育能力造成潜在威胁。每一次与辐射的接触，都可能悄然改变生殖细胞的“命运”。当电离辐射的强度超过生殖细胞所能够承受的极值时，生殖细胞损伤不可避免，甚至可能导致后代的遗传风险。因此，采取正确的电离辐射防护措施至关重要。而对于电离辐射高风险男性人群，精子冷冻保存是目前保护其生育力的最佳手段之一。

一个平常的下午，我照常地回复着精子库官方公众号的各类咨询。其中，一条来自放射科同行的关于生育力保存的咨询引起了我的注意，这位同行之所以咨询，是因为献血被拒。

一周后，我见到了咨询者本人。他是一名放射科技师，前不久和朋友们一起去血站献血，朋友们都献血成功，而轮到他时，血站工作人员在得知他的职业后，婉拒了他的献血请求。虽然当时朋友们笑一笑就过去了，但他回到家后却辗转难眠。他向妻子讲述了自己的献血经历。他的妻子对血站工作人员的做法表示理解，毕竟他的工作会长期接触辐射，虽然在工作中会做好防护，但并非万无一失。两人还因此聊起了之前的流产经历，他的妻子表示希望年底再尝试怀孕，毕竟两人年龄也不小了，不想再拖延下去了。

等到他第二天上班，他和领导、同事交流后，领导和同事都建议他可以考虑去精子库保存生育力，这让他心中一动。

于是，他利用业余时间充分查阅生育力保存的相关资料，并通过精子库的官方公众号咨询相关事宜。在与妻子沟通达成一致后，他利用休假时间来到了精子库。在经过一系列的检查后，他的精液质量还不错，可以采取常规冷冻技术完成冷冻。最终，精子库为他成功冷冻保存了 4 支精液样本。

# 84

## 云端逐影人的希望之光

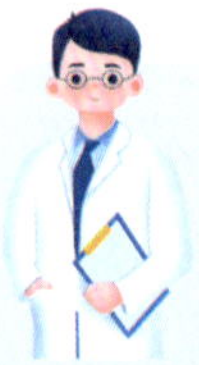

### 冷冻原因概述

高山摄影师面临诸多危险，每一次踏上征程都是对生命的严峻考验。在那高耸入云的山峰上，恶劣的天气随时可能到来。而高海拔环境带来的缺氧问题更是如影随形。呼吸困难、头晕目眩、身体乏力，每一个简单的动作在这样的环境下都变得异常艰难。此外，高海拔低氧环境还会导致生殖细胞过度凋亡、活性氧水平升高、生殖激素水平紊乱，从而使生育力受损。

有这样一群人，他们是勇敢的追光者，内心怀揣着对大自然的敬畏与热爱，踏上人迹罕至的高山之巅。他们不畏艰险，背着沉重的摄影装备，穿越崎岖的山路，攀爬陡峭的崖壁，只为捕捉那一抹令人惊叹的高山之美。王宇（化名）就是这样一位高山摄影师。

王宇现年 32 岁，与妻子结婚 7 年，育有一个活泼可爱的男孩。夫妻二人都很喜欢孩子，未来有生育二胎的计划。然而，3 个月前妻子被诊断出患有子宫肌瘤，并做了相关手术。鉴于妻子的健康状况，医生建议他们术后 2 年内暂时不要考虑再孕。

然而，王宇是一名高山摄影师，他的工作性质决定了他时常要面临各种危险和未知。对于高山摄影师而言，越是恶劣的天气越容易捕捉到震撼人心的画面，所以，当冰雹或暴风雨来袭，常人会避之不及，但王宇却会毫不犹豫地举起相机，定格那些稍纵即逝的壮观瞬间。在高海拔攀登过程中，大部分人会尽可能地减轻负重，但作为高山摄影师的王宇，却需要携带沉重的拍摄装备，因为每一样拍摄器材都可能成为他拍出珍贵画面的关键。其实，高山摄影师在高山攀登过程中因负重过大不仅增加体力消耗，而且可能导致精力分散，增加攀登过程中的危险系数。更重要的是，他们还要面临高海拔低氧环境给身体带来的各种负面影响……王宇想到去年他在登山过程中目睹一位队友因意外而失去生育能力。

考虑上述种种情况，王宇和妻子商量后决定将自己的精子冷冻保存起来，以备将来之需。

于是，他在网上查找相关信息，并通过精子库的官方微信公众号联系到了自精保存的工作人员。在了解了精液保存的流程及注意事项后，他决定前往精子库进行精子冷冻保存。1 个月后，王宇出现在了精子库，经过一系列检查后，最终成功冷冻了 5 支精液标本。

签完协议后，王宇走出精子库，他的步伐仿佛变得更加坚定。或许，在顺利完成生育力保存后，他可以更加无畏地踏上高山征程，去追逐那些令人心醉的美景，去记录大自然的壮丽与神奇。

## - 85 -

## 厨热之“困”——精液质量的悄然变化

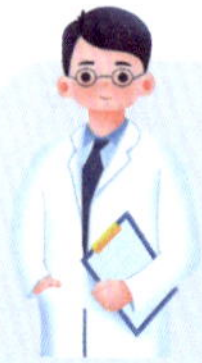

### 冷冻原因概述

餐饮业是关乎民生的重要行业。厨师是以烹饪为职业、以烹制菜点为主要工作内容的群体。在那一方热气腾腾的厨房天地里，厨师宛如无畏的战士，在烹饪的“战场”上冲锋陷阵。然而，在高温环境中长时间“战斗”的同时，他们的精子也犹如置身于“火炉”之中。

精子对温度极为敏感，适宜的温度是其正常发育和存活的基础条件。厨房的高温可能使厨师的阴囊温度升高，进而影响睾丸的生精功能，可能会导致精子数量减少，就像原本生机勃勃的“大军”在酷热下逐渐减员。同时，精子的活力也会下降，原本“奋勇向前的勇士”变得“萎靡不振”，难以完成与卵子结合的使命。此外，高温还可能使精子的形态发生异常，增加畸形率，如同精美的工艺品在高温炙烤下扭曲变形。这些高温带来的不良影响无疑会对男性的生育能力构成潜在的威胁。

“医生，我有时间，为了这件事，我已经辞职了。”他站在我面前，坚定地说道。

每一次接待寻求生育力保存的重度少弱精子症患者时，作为精子库的工作人员，我们都会询问时间安排这一问题。因为这类患者的精子状况不稳定，往往需要多次往返精子库才能完成精子冻存。但像他因为这件事直接辞职的情况却比较少见。

我惊讶地问："您辞职了？为什么？虽然确实需要多次往返精子库，但也不至于到辞职的程度，您是做什么工作的呢？"。

他回答道："我是一名厨师，在一家酒店工作，主要负责中餐，在厨房干了快10年了。"他叹了口气，继续说道，"其实我之前做过几次精液检查。第一次是5年前刚结婚的时候，当时检查结果一切正常。第二次是3年前准备备孕时，精液质量稍微有些下降。为此我还去了医院就诊。当时门诊的医生提醒我，长期处于厨房高温工作环境可能会导致精液质量变得更差，并建议我来精子库做精子冷冻保存。但我没在意，觉得没那么严重。再加上当时我和妻子的生育意愿也不是很强烈，就没来。结果今年准备备孕时再次检查，精液情况已经更差了，自然受孕的概率很低，最终可能只能进行辅助生殖了。我和妻子商量后觉得，精液状况已经这么差，再在厨房工作可能会让情况更糟。所以我暂时辞职了，专心备孕，等妻子怀孕了再做打算。"

听完他的回答，我深深地感受到他做此决定的无奈。

在为他成功办理完相关流程的手续后，我征得了他的同意，将他的故事记录下来。他也希望自己的经历能让更多的同行或其他在高温环境下工作的人重视工作环境对生育可能造成的潜在危害，尽早进行生育力保存。

# -86-

## 剪刀与生命的“交织”——理发师的生育“存档”

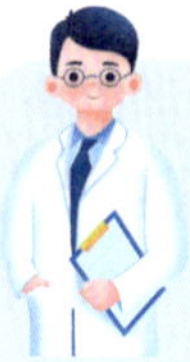

### 冷冻原因概述

美发产品，尤其是染发剂，通常含有芳香胺、苯及重金属等有害化学物质。人体皮肤对这些物质有一定的吸收能力。理发师长期反复接触这些美发产品，这些有害化学成分有可能通过皮肤渗透进入血液循环，传递至身体各处。长期累积下来，可能导致精子发育异常，甚至出现死精现象，增加男性不育的风险。

阿才（化名）是一家小有名气理发店里的发型总监，他手艺精湛，总能设计出各种时尚的造型，生意好的时候，他经常需要加班到很晚，双手长时间浸泡在染发剂里，虽然是隔着手套，但是他心里免不了会有一丝担忧。不知不觉他已经在这个行业奋斗了 5 年，从最初的“小徒弟”走到今天的位置，他付出了大量心血，也收获了很多荣誉，在行业内可以说是如鱼得水。

然而，“职场得意，情场失意”这句话似乎在他身上得到印证。阿才今年已近 30 岁，仍然单身。每当逢年过节，面对亲朋好友的轮番催婚，阿才感到无比头疼。好在阿才的父母相对开明，每当这个时候，阿才的母亲总是笑着说：“年轻人的事情，让他自己决定吧。”这也让阿才感到些许安慰。其实，他又何尝不想结婚呢？表面淡定的阿才心里早已乱成一团，但这种事无法强求。一次偶然的机会，阿才在网上了解到特殊职业生育力保存的相关信息，这让他豁然开朗，考虑自己的现状，他觉得自己有必要采取行动。

第一次见阿才的时候，是在一个相对轻松的上午，我正埋头梳理工作，眼前突然出现一团黑影，抬头便看到这个穿着牛仔装、眉清目秀的小伙子。他一头茂密的头发，挑染了红色，但是那双手却跟他的外貌格格不入。由于长期在水里浸泡、接触染发剂等，他的手指关节有些开裂、脱皮……

“您好，请问有什么需要帮助吗？”我问道。“我想保存精子……”在他的讲述中，我慢慢了解了他想冷冻精子的原因。随后我为他讲解精子冷冻保存的流程、注意事项等。在这个过程中，我看出他有些许紧张不安。我安慰他：“您都清楚了吗？如果有什么问题和顾虑都可以跟我说，不用紧张。”他的眼神有些闪躲，似乎觉得这是一件尴尬的事情。确实，对于大多数人来说，这都是一个敏感的话题。经过耐心地沟通和解释后，他逐渐放松下来。之后的流程都进行得非常顺利，阿才成功冷冻 6 支精子标本。当他离开的时候，脚步似乎都变得轻快了许多。

阿才走后，我陷入了沉思。生活中，还有许多从事这类职业的人，但是能像阿才一样未雨绸缪，做好生育“保险”的人并不多。这也许是相关知识普及不够广泛，也许是大众在这方面的意识不强，也或许是大众对这一敏感话题闭口不谈。

希望未来能有更多的人像阿才一样，提前做好准备，为自己的生育之路铺设坚实的基石。我们愿意成为你们生育旅程中的守护者，为你们种下“希望的种子”，为你们未来的生育之路保驾护航！

# -87-

## 神经外科博士的“爸业”计划

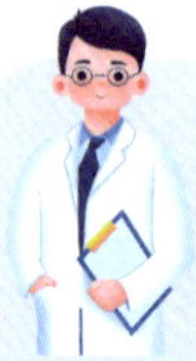

### 冷冻原因概述

辐射可分为电离辐射与非电离辐射两类。电离辐射是指波长短、频率高、能量高的射线，它们能引起物质发生电离现象的辐射。在神经外科领域，许多疾病如颅内动脉瘤、颅内血管畸形及外伤性颈动脉海绵窦瘘等，通常采用介入治疗。然而，在介入治疗中，进行操作的医生会受到电离辐射。生精细胞对电离辐射非常敏感，电离辐射对生精细胞有直接损伤作用，诱导生精细胞凋亡，最常见的表现就是精子数量减少。因此，对于从事介入诊疗工作的神经外科医生而言，如果未来有生育需求，可提前将精子冷冻保存，以备不时之需。

“叮铃铃，叮铃铃……”在人类精子库接待大厅，一阵清脆的电话铃声响起。我接起电话，电话那头传来一名青年男子的声音：“老师，您好，请问是精子库吗？我想咨询精子冷冻事宜……”

电话那头的男子名叫张江（化名），32 岁，是妥妥的“别人家的孩子”。张江从小就是学霸，成绩在班上一直名列前茅。凭借优异的成绩，他顺利考上了理想的大学，并获得了本博连读的机会。毕业后，张江凭借扎实的专业知识和出色的实践能力，成功进入本市最负盛名的三甲医院，成为一名神经外科医生，从此开启他的从医之旅。历经2年的住院医师培训、3年的亚专业培训、1年的住院总医师及1年的下乡对口支援后，这位神经外科博士已然成为一名医术精湛、经验丰富、责任心强的优秀医生。张江整日忙于工作，几乎无暇顾及自己的情感生活。虽然家里的催促声不断，但张江一点也不着急。

直到前两天，张江得知自己即将调入神经介入科工作，不禁开始担心。神经介入科主要利用放射学和显微外科技术来治疗神经系统疾病，医生使用放射学技术来引导微型手术工具和设备到达患者神经系统的特定部位进行治疗。但是，在介入治疗中，进行操作的医生会受到电离辐射。而生精细胞对电离辐射非常敏感，研究[1]表明，当电离辐射直接照射剂量为0.15～0.35Gy即可导致少精子症，剂量为0.35～0.50Gy，则可造成可逆性无精子症，精液参数通常在受到辐射的照射后4～6个月达到最低点，并需要10～18个月才能完全恢复。当电离辐射剂量≥1.2Gy时，生精功能的恢复有延缓的风险，恢复时间也取决于电离辐射剂量。当分段照射累积剂量＞2.5Gy时，生精功能开始产生不可逆损伤。

虽然张江知道小剂量电离辐射对生精功能的影响是可逆的，但当他的父母得知这些信息后，内心犹如被沉重的阴云所笼罩，担心张江的生育能力会受到影响，导致他们夜不能寐。父母的担心加重了张江的焦虑，科室同事得知后建议他先将精子冷冻保存。于是便有了这通打到精子库的咨询电话。

我向张江详细介绍了精子冷冻的流程、费用及注意事项。第二天，我便见到了这位医生。紧锁的眉头和不时抿起的嘴唇暴露了他内心的紧张和不安。他今天是来做精子冷冻前的各项检查。1周后，我又见到了他，这次他取出的精液经过实验室处理后成功冷冻了 8 支标本。得知结果后，他的脸上露出了如释重负的神情，紧蹙的眉头终于舒展开，与我交流时，语气中多了几分爽朗，嘴角不经意间扬起的弧度，透露出他内心的喜悦与宽慰。

截至目前，张江已在精子库成功进行了两次精子冷冻，共留下 14 支精液标本。这不仅给父母吃下了一颗“定心丸”，让他们不再为此忧心忡忡，还让他可以毫无顾虑地踏上追寻医学梦想的征程。相信在未来，这 14 支精液标本定会助力他顺利完成“爸业”，为他的人生画卷绘上精彩的一笔。

# 88

## 脊髓损伤军人的生育守护之路

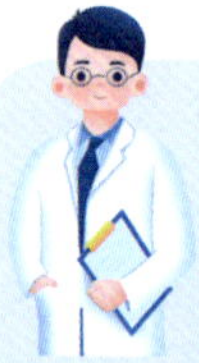

### 冷冻原因概述

由疾病、创伤等造成的脊髓损伤可能导致男性生殖功能受损，使其丧失自然致孕的能力。采用经皮睾丸穿刺取精和显微睾丸取精术等方式获取精子，结合辅助生殖技术，能够帮助这类患者实现生育愿望。

2018 年，我国某地区因连日暴雨引发山体滑坡。当时，正在附近参与年度军事演习的某军区陆军特种兵小龙（化名）接到命令，其所属的特种兵 A 队需要负责协助某村所有村民撤离。在他们的努力下，很快清理了因滑坡堵在通往村子路上的石头和淤泥，确保了救援工具和物资的顺利进入。从村长处得知，绝大部分村民已在村委会集合等待救援，但村民张某一家三口因洪水冲断道路，被困在自家房顶。此时，小龙主动承担了游过洪水、到对岸铺设索道的任务。

经过两个小时的紧张工作，通道终于建立完成，两位成人成功脱险。剩下一名 6 岁孩子由小龙抱着回撤。他用布带将孩子紧紧绑在自己身上，用双手拉着绳子横渡洪水。突然，在距岸边约 10 米的时候，一块巨石随洪水猛然袭来，此时已经来不及躲避。小龙毫不犹豫地将孩子护在身前，用自己的背部挡住了巨石……

最终，村民们全部安全撤出，而小龙被紧急送往军区医院检查，结果他被诊断为腰椎损伤。小龙因英勇表现被授予二等功，但因身体原因不得不复员回家休养。由于脊髓受伤导致小龙下肢浅感觉消失，生殖功能部分受损，阴茎无法正常勃起和射精。离开部队的小龙逐渐变得沉默寡言，内心深感愧对妻子，结婚 5 年却未能好好陪伴她，如今连拥有一个孩子也成了遥不可及的奢望。每当身边有人问他对当初的做法是否后悔，他的回答始终坚定如一："我是中国人民解放军军人，那是我的使命和荣誉。"

时光荏苒，小龙和妻子似乎已经接受了这种"平静"的生活。然而，两年后的一天，小龙通过电视新闻了解到生殖技术取得了飞速发展，利用手术取精和辅助生殖技术已经帮助许多不育家庭实现了生育梦想。于是，他立即联系了人类精子库。了解到小龙的事迹后，精子库和生殖医学科的医生为他及其妻子安排了详尽的医学检查和评估，并建议他进行经皮睾丸穿刺取精，之后结合辅助生殖技术实现生育。

1 年多后，当小龙再次来到精子库时，他的怀中抱着一个 2 个月大的婴儿。身旁陪伴的妻子缓缓取出精心准备的锦旗，眼眶中泪水打转，声音虽极力控制但仍带着颤抖："感谢你们！他保卫了人民的安全，而你们守护了我们的幸福！"

# -89-

## 长途车司机也想有个幸福的家

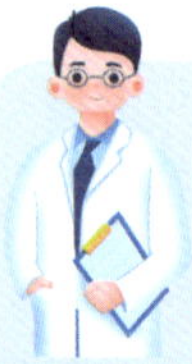

### 冷冻原因概述

男性精子数量减少、质量下降是不孕不育的主要原因之一。事实上，日常生活中的很多行为都是导致男性“精”力下降的“元凶”！其中，长期驾驶也可能导致不育[2]。

据调查[3]，长期驾驶的男性不育概率显著高于驾驶频率低的男性人群。这主要归因于以下因素。①高温影响：众所周知，车内的温度往往较高，而男性精子对外部环境的温度十分敏感，当温度越高时，男性的精子活力就越差，从而影响了精子的质量。②固定坐姿：长期驾驶需维持相对固定的坐姿，而长期保持固定坐姿易导致精索静脉曲张，使睾丸生精功能发生障碍[4]。③注意力高度集中：驾驶是一项需要注意力高度集中的工作，人体长期处于高度紧张状态易导致精液中部分抗氧化物质减少，最终使精子活力下降。④环境影响：长期驾驶者会频繁接触汽车尾气，尾气中含有的碳氢化合物、一氧化氮、二氧化硫、铅、固体颗粒物等化学物质，均可能对人体的生殖功能产生不良影响[5]。

阿华（化名）是一名拥有近十年驾龄的长途车司机，在累积足够的财富购置了房产、车辆后，与新婚妻子开启了备孕计划。但是，半年过去了，妻子并未如愿怀孕。于是，二人便到医院检查身体。经过详细检查，医生确认问题出在阿华身上——他被诊断为“弱精子症”，而这与他长期驾驶的职业密切相关，久坐、长期接触汽油及尾气等因素对他的精子活力造成了不良影响。阿华听后急忙向医生咨询治疗方法。考虑到阿华夫妇均已年近30岁，生育需求较迫切，且其家庭经济来源主要为阿华的长途驾驶收入，医生为阿华制定了一项兼顾职业与生育的方案。医生建议阿华先前往人类精子库将精子冷冻保存，之后，阿华可以在工作的同时接受相关治疗，若自然生育未成功，则可以使用冷冻的精子进行辅助生殖助孕。此外，医生还指出，鉴于阿华的工作特性、年龄及所处环境等因素，后期他的精子活力可能会进一步下降，所以当前选择冷冻精子是非常明智的决定。

阿华与妻子商量后，决定听从医生的建议，于是马不停蹄地到人类精子库咨询冷冻精子的相关事宜，并且利用休假时间办理了冷冻精子的相关手续。最终，阿华常规冷冻了6支精液标本。

之后，在医生的指导下，阿华一边接受提高精子活力的相关治疗，一边积极备孕……经过一年多的努力，阿华的妻子始终未能自然受孕，经过生殖科医生评估，建议可以采用辅助助孕技术进行生育。由于阿华长期在外跑长途，不方便每次都到医院，并且阿华的精子质量也不稳定，鉴于此，医生建议可以使用阿华的冷冻精子进行体外受精-胚胎移植，最终通过医生和夫妻双方的共同努力使阿华的妻子成功怀孕生子。阿华感慨道：“提前冷冻精子是我们夫妻做的最正确的决定，现在我没有后顾之忧了，可以安心赚钱养家了。”

阿华的故事揭示了长期驾驶对男性生育能力的潜在威胁。然而，并非每个人都能自由选择自己的职业。对于长途车司机这类职业人群而言，只要能够正视并应对潜在的健康挑战，比如通过提前冷冻保存精子等方式，同样可以拥有幸福的家庭生活！

# — 90 —

## 生殖“保险”：为介入科医生再添一层防护

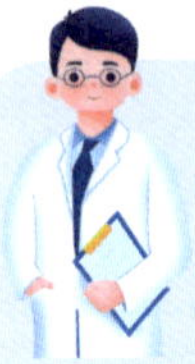

### 冷冻原因概述

介入科医生在进行手术时，为确保操作的精确性，无法对全身实施全面的辐射隔离措施。然而，长期暴露于射线环境可能致使生育力降低。因此，对于从事接触辐射的这类特殊职业工作者而言，在采取严格的防护措施的同时进行精子冷冻保存，可以减轻他们在生育方面的担忧。

小海（化名）是某三甲医院心内科副主任，无论是心脏搭桥、支架安装，还是瓣膜修复等手术，他都能娴熟应对，是科室的中流砥柱。然而，事业有成的小海回到家中却难免遭受父母的“催婚唠叨”。

众所周知，成为一名优秀的医生对学历和专业素养的要求极高。小海历经医学本科、硕士、博士阶段的学习及严格的规范化培训后，才在当地最负盛名的医院中脱颖而出，成为一名心内科医生。此后，他又时常在外进修学习……完成这一系列的求学与职业进阶，小海已 35 岁。

“您二老先别急，我也在找啊，但是……”小海欲言又止，不愿增添父母的担忧。3 天前，在朋友的介绍下，他经历了人生的首次相亲。起初，双方相谈甚欢，但当女方得知小海因经常要进行介入手术而会频繁接触辐射时，不禁流露出担忧。虽然在手术过程中，医生会穿上铅衣和戴上铅帽来防护，但为保证操作的精确性，他们的四肢通常是暴露在外的，难免接触到少量辐射。女方担心辐射会对小海的身体健康及未来生育造成影响，便委婉地拒绝了他。事后，在一次朋友聚会中谈及此事，朋友的一句玩笑话“不然先把你的‘小蝌蚪们’冻起来？这样你就能安心拼事业了”让小海陷入了沉思。休假期间，他便前往人类精子库进行相关咨询。

在与医生的交谈中，小海了解到精子库不仅可以为志愿者提供精液冷冻及供精服务，为患有特殊疾病如肿瘤、生殖功能损伤的患者提供精子冷冻保存，还可以为健康人群和特殊职业工作者如警察、消防员等提供生殖“保险”，即针对未来可能因各种危险因素导致的生育力受损而进行的生育力备份。

听完医生的详细介绍后，小海便放心了。在完成精液冷冻前的必要检查后，小海先后两次前往精子库，共计冷冻了 8 支精液标本。再无生育方面的后顾之忧的小海变得更加自信。当朋友和家人问及介入手术辐射问题时，他也能以平和的心态给予科学、理性的解答。半年后，小海遇到了自己的意中人，她也是一名医生，十分尊重和理解小海的工作。他们共同面对生活的挑战，也期待着未来美好的生活。而那冷冻在精子库的标本，除了作为一份生殖“保险”外，也成了小海人生中一段特殊的记忆，见证着他为事业拼搏与追求幸福的历程。

# －91－

## 代码“堆砌”，健康“崩塌”：一位程序员与生育危机的抗争

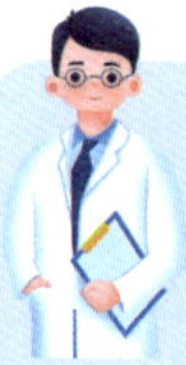

### 冷冻原因概述

精子的生成与发育对温度的变化极为敏感。男性久坐会影响阴囊散热，造成阴囊部位温度过高，从而对精子的生成与发育产生不利影响。此外，久坐还会压迫男性的阴囊和睾丸，影响睾丸的血液循环，进而影响睾丸的功能。同时，长期久坐是导致精索静脉曲张的原因之一，精索静脉曲张会影响男性的性功能和生育能力。这是因为精索静脉曲张时，睾丸新陈代谢产生的有害物质难以及时排出，也得不到充足的营养供应，进而损害睾丸正常分泌睾酮的功能，使睾酮水平下降。睾酮是维持男性性功能和精子发生的重要激素，一旦缺乏，必然导致男性性功能障碍和不育症。

凌晨 1 点，办公室的灯光宛如白日，程序员汪磊（化名）从茶水间端了一杯咖啡坐在电脑前。他熟练地打开软件，屏幕上跳动着各种颜色的代码。今晚新系统测试上线，他的项目组全员在代码的世界里“冲锋陷阵”，直到最后一个 bug（程序缺陷）被修复，才结束了这一天的工作。

汪磊在计算机专业硕士毕业以后一直从事程序员工作，看着自己的同学都在各大知名的互联网公司中逐渐崭露头角，他不甘落后，暗暗与自己较劲，经常工作到夜幕降临，才拖着疲惫的身体回家。

在一次单位组织的例行体检中，汪磊被诊断为“精索静脉曲张Ⅱ度”，他不敢耽误，赶紧就医。

在医生的详细解释下，汪磊了解到精索静脉曲张是一种常见的男性生殖系统疾病，它可能会导致精子质量下降，甚至可能影响生育能力。

这让平时爱好健身、喜欢运动的汪磊无法接受，并且一度让他陷入恐慌与痛苦中。他开始积极寻找关于“精索静脉曲张”的诊断及治疗方法的信息，通过各种渠道深入了解这一疾病。

后来，在一次就诊时，医生告诉他，久坐和熬夜会对他的生育力有显著影响，建议他如果目前还没有婚育计划可以考虑提前做好生育力保存。

于是，汪磊毫不犹豫地走进人类精子库。在专业医生的指导下，他完成了全面的冷冻前检查，在确认检查结果没有问题后，他签署了相关的冷冻保存协议。在接下来的时间里，他反复前往精子库进行精液采集，最后成功冷冻 8 支精液标本，汪磊心中的石头才得以放下。

久坐、熬夜等不规律的作息如同无形的枷锁，悄然成为当代年轻人的“通病”。目前，婚姻已经不是人生的“必选项”，那么生育力保存可以为暂时没有婚育计划的年轻男性提供多一个选择，也是一道生殖“保险”。

# -92-

## 用精子冷冻为程序员的生育力“代码备份”

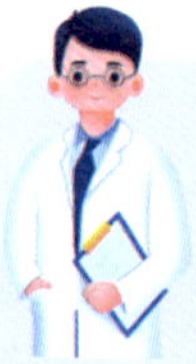

### 冷冻原因概述

在信息技术（information technology，IT）行业，高强度、快节奏的工作模式已成为常态。而对于处在 25～35 岁这一生育黄金期的程序员而言，他们往往正值职业上升期。高强度的工作，甚至加班的常态化，往往会导致程序员的个人时间被严重压缩，使他们在短时间内难以平衡生育计划。并且，长期熬夜、久坐及缺乏运动等所导致的亚健康状态会对男性的精子活性产生不利影响。因此，建议这类程序员可以通过自精冷冻的方式为生育增加“保险”。

凌晨两点的写字楼依然亮着惨白的灯，阿默（化名）的工位下方散落着 3 个空咖啡罐。他盯着电脑屏幕右下角的日期——距离自己 33 岁生日还有 127 天。他抬起头，活动僵硬的脖颈，刹那间，颈椎发出的咔嗒声、键盘敲击的滴答声，在寂静的办公室里，仿佛与他加速的心跳形成奇异的共振。他的脑海中闪过一幅幅画面……

3 年前的那张精液检查报告被他随意丢在抽屉的深处，当时医生告知他，他的精子质量达到了正常生育水平。那时的他因为周围有同事进行生育检查但结果不理想也有了危机感，于是选择去进行精液检查。但当结果出来后，心想既然精子质量达标，便无须多虑。此后，再未关心过自己的生育健康状况。3 年过去，阿默自觉有必要去复查一次。然而，昨天的复查结果却让阿默皱起了眉头，他的精液状况下降了很多。

“医生，为什么我的精液状况会下降这么多呢？”阿默不安地看着医生。他心中开始慌乱起来，他和妻子都正处于事业上升期，近期根本没有生育计划，本想着再过两年，等他们的事业稳定了，再考虑生育。可这才过了短短 3 年，他的精液质量竟下降得如此之快，阿默不禁忧心忡忡，甚至怀疑自己到 35 岁时是否就已经失去生育能力。

走廊飘来外卖油腻的气味，阿默回过神，看着四周同样加班到凌晨的同事——双手不停地敲击着键盘，眼镜反射着电脑那苍白的冷光，面容在屏幕前显得模糊。医生的话在耳边回响：“你们这个行业因为长期熬夜、久坐、缺乏运动而处于亚健康的人太多了，如果你目前还不想生育，建议先将精子冷冻保存，以备将来使用。上个月有个程序员来检查，结果精液中活动的精子非常少了……”

阿默突然抖了一下，他看见窗玻璃上映出他的倒影：后移的发际线、蜡黄的脸色、肥胖的腹部。这一刻，他暗暗告诉自己，不能再这样下去了。

于是，在生殖男科医生的建议下，阿默走进了人类精子库的自精接待处。他自述，与 3 年前相比，精子质量明显下降，睾酮水平也下降 30%。阿默坦言，自己以前从未了解过生育力保存的知识，这一次还是因为检查出精子质量有所下降，在医生的建议下才知道可以进行精子冷冻。

阿默的工作性质决定了他无法确保自己可以抽出多余的时

间和精力去规避危害。但人类精子库，以及自体精子冷冻技术为他带来了更多的可能性，未来，他依然可以使用活力更好、更健康的精子去孕育下一代。在这个用代码重构一切的时代里，程序员也可以尝试将生命拆解成可迭代的版本，给他们的生育增加“保险”。

## 参考文献：

[1] 盛慧强，洪艳. 电离辐射对男性生育力的影响[J]. 医学研究杂志，2014，43(9)：155-158.

[2] 何江，余伍忠，邹红云，等. 司机职业对男性不育患者精子活力和动力学参数的影响及相关性研究[J]. 中国男科学杂志，2010，24(1)：24-27.

[3] 何泳志，李大文，何冰，等. 不育男性司机精液质量及精子 DNA 完整率与工作时间的关联性研究[J]. 中国临床新医学，2015，8(6)：516-519.

[4] 王琛，刘安娜，王厚照. 司机职业对男性精子 DNA 完整性的影响分析[J]. 中国优生与遗传杂志，2014，22(8)：130，67.

[5] 王忠尧，唐爱发，蔡志明. 尾气对男性生殖功能的影响[J]. 中国男科学杂志，2009，23(4)：66-68，72.

# 第六章 精子冷冻之特殊案例

## -93-

## 失独父亲和他无处安放的余生

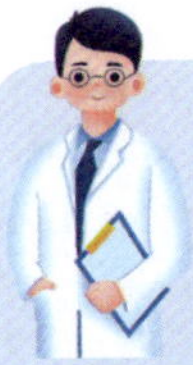

### 冷冻原因概述

根据文献[1]报道，2016年我国失独家庭总量共计140万左右，预计2050年失独家庭总量可达到450万左右。失独人群是一个承载着特殊记忆的群体，他们既要面临如何“对抗过去”，还要探索如何更好地“接纳与理解当下”。在育龄期进行生育力保存，可为失独家庭提供再次获得血亲后代的希望。

每一位前来冷冻精子的患者在渴望拥有孩子的共同愿景下，又各自有着不同的故事。他们或是尚未拥有属于自己的孩子；或是希望为已有的孩子再添一个手足；也有人因痛失爱子，而来到精子库寻求希望。

陈明（化名）和我们是同行，是一名已婚已育的优秀医生。第一次来精子库时，他的装扮和表现平凡无奇，让人忍不住猜测，他大概是想为自己的孩子添一个手足。

初次采集的精液标本的精子浓度达 $100 \times 10^6$/ml，前向活力 40%，不过体积不足 1ml，按照常规方法，最终只冷冻保存了 1 支标本。

大概 1 周后，他又来了，精液情况和上次类似，还是只能冷冻 1 支标本，我们建议他再来冷冻一次。

过了一会儿，他来到窗口说："医生，我不想再来了，取精对于我来说太痛苦了。我的儿子去世了，我没能把他救回来，我甚至想随他而去。"说完，他摘下眼镜，左手掩面，随后又戴上了眼镜。

那一刻，我和同事都愣住了，不知道该说些什么，仿佛任何安慰的语言都显得苍白无力。我们只能去超净工作台快速地把标本冷冻起来，直到将它投入液氮才稍感心安。

无法想象，如果自己的孩子离开了，我们需要多大的勇气来面对这一切。而面对中年丧子的巨大悲痛，陈明仍然保持了理智，来到精子库将精子冷冻保存起来。这些精子或许会永远在液氮中沉睡，又或许会在某一天成为陈明迎接新生命、开始新生活的起点。

# -94-

## 无惧截瘫，传递希望

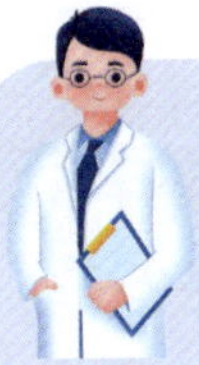

### 冷冻原因概述

高位截瘫是指第二胸椎以上的脊髓病变引起的截瘫，导致受损脊髓横断平面以下的双侧肢体感觉、运动及反射完全消失。大多数患者膀胱、肛门括约肌功能丧失，不能自主控制大小便及性功能，短期内截瘫患者的睾丸生精功能不会受到影响，虽然无法进行夫妻生活，但是可通过睾丸穿刺取精术，结合人工辅助生殖技术，获得健康的后代。

当刘波（化名）坐着轮椅被妻子推入门诊时，大家的目光都被他吸引了，这个中年男人那张饱经沧桑的脸上似乎写满了故事。

“我想有个自己的孩子……”

每一个悲剧似乎都有一段美好的开始。在与刘波简单交谈后，我大概了解到，刘波夫妇结婚多年，生活虽然平淡，但也一直相敬如宾，然而去年的一场车祸导致刘波胸椎骨折，脊髓横断损伤，虽然捡回了一条命，但也从此丧失了行走能力。刘波最初也曾愤怒、沮丧、悲观，甚至有过自杀行为，但在妻子及家人的默默陪伴和支持下，他逐渐接受了如今的自己，重新燃起生活的希望，并渴望能与妻子拥有一个孩子。

“我的妻子为我和这个家付出了太多，尤其是在我发生车祸后的大半年，我们情绪都很不稳定，我希望有个孩子，让我们一起好好活下去。能有希望吗？”听了刘波的诉说，我顿时觉得有一股暖流涌上心头。

截瘫患者因下半身功能完全丧失，大部分时间只能卧床，或者与轮椅为伴，几乎完全依赖家人的照料而生活。这对于患者而言，不仅仅是肉体上的创伤，更是心理上的巨大打击。出于对家人的愧疚、对命运的悲观，多数患者会出现抑郁、愤怒等情绪，一些患者甚至会有轻生念头。这类患者在经历一系列情绪变化，经过合理适当的心理安慰和鼓励后，能够正确对待疾病，正确对待未来的生活和工作，适应新的身体情况，对前途树立信心，这是难能可贵的。如果此时有一个新生命诞生，对截瘫患者是多么大的安慰啊！这不仅是他生命的延续，也是希望的传递，对患者及其家庭具有重要意义。

在行睾丸穿刺取精术的那一天，我和他的家人合力将刘波抬上操作台，整个操作过程中，他都双手抱拳，似乎在祈祷。理论上截瘫短期内并不影响患者的睾丸功能，但随着时间推移，长期卧床、血液循环障碍、卫生条件难以保证等易诱发睾丸炎，进而导致患者的睾丸萎缩、生精功能受损而丧失生育能力。值得庆幸的是，刘波的睾丸大小、质地基本正常，穿刺过程很顺利，从刘波的睾丸中取得了 2 管精子，并成功冻存。他的妻子可以去做辅助生殖了。

虽然命运给了刘波“一记重拳”，但他没有被击倒，在妻子与家人无私的爱与帮助下，又重新“站”了起来。如今他想要有一个孩子带着他的希望站起来，走出去，去奔跑，去看看这个世界。

# 95

## 雾“锁”新巢，冰“封”精子

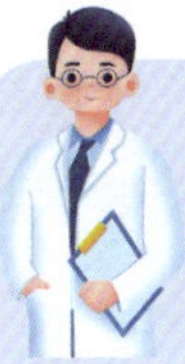

### 冷冻原因概述

随着社会经济的不断发展和人们生活水平的显著提高，人们对居住环境的要求越来越高，室内装修也因此成为乔迁新居前的重要步骤之一。然而，室内装修引起的室内污染问题也日益突出，主要源于建筑材料、装修材料释放的大量污染物，在通风不良的情况下，这些污染物难以排出室外，造成室内空气污染。其中，甲醛和苯是室内装修后最主要的空气污染物，且二者均已被世界卫生组织列为一类致癌物。目前，生殖医学领域的学者[2-3]认为，室内空气中苯和甲醛的浓度超标也是影响男性生育能力的主要原因之一。

所有夫妻都想拥有一套属于自己的房子，张谦（化名）和妻子小倩（化名）也不例外。2016 年，他们刚领结婚证时，才刚刚毕业，手头拮据，只能租房居住。2020 年初，已工作 4 年的夫妻二人攒下了一些钱，加上双方父母的帮助，他们幸运地购置了一套属于自己的房子，虽然是期房且面积不大，但在这个陌生的城市，他们终于有了安身之处，二人很开心。

在漫长的等待后，他们终于在 2020 年底迎来了新房的交付。

拿到钥匙的那一刻，夫妻俩激动不已，仿佛看到了未来美好的生活。他们迫不及待地开始规划装修事宜。因为小倩是医生，对健康尤为重视，所以在装修材料的选择上，他们格外慎重。而且两年前小倩有过一次流产经历，他们至今还心有余悸。为了确保新家的环保和安全，他们亲自到建材市场挑选，最终选择了环保等级高的板材、无毒无味的涂料，力求让新家既美观又安全。经过数月的努力，新家终于装修完成。看着焕然一新的房子，夫妻俩感到无比自豪。

他们本打算 2022 年春节前搬家，却突然接到通知，小倩被选中执行为期 1 年半的援外医疗任务。小倩很开心，因为她为此已经准备了一年，之前以为自己机会渺茫，没想到居然被选上了。由于新型冠状病毒肺炎疫情，小倩这次援外任务期间可能无法回国，于是夫妻俩打算将乔迁新居的日子提前到小倩出发前。可是新的问题随之而来，新房装修好仅 3 个月，虽然使用的环保材料，但他们仍很担心甲醛和苯等的残留。小倩通过查询文献得知，甲醛和苯会通过破坏血睾屏障、诱发脂质过氧化和细胞凋亡等途径造成男性生殖系统损伤。加上之前的流产经历，张谦和小倩特别谨慎。在经过多方咨询后，他们了解到可以将精子保存到精子库作为一种保险措施。于是，两人经过慎重考虑，决定前往精子库。

首次来到精子库，张谦显得有些紧张。“老师您好，冷冻……冷冻精子是什么流程？”他努力让自己的声音保持平稳，但微微的颤抖还是透露了他的紧张。

“您好，您为什么要冷冻精子呢？”我笑着问他。

“医生，是这样的，我妻子也在医院工作，她下个月要去援外，而且我们的新房刚刚装修好……”张谦详细说明原因和来意后，紧张的情绪稍舒缓了一些。

得知他的来意后，我详细地为他讲解了精子冷冻的流程和注意事项，并安排他在当天先做了冷冻前检查。几天后，当他再次来到精子库时，显得很从容。最后，他成功冷冻了 8 支精液标本。

当办完所有手续后，张谦缓缓走出精子库，我发现他的脚步变得轻快，仿佛卸下了沉重的包袱。或许，他此时已开始憧憬着未来，想象着当一切准备妥当后，他们迎接新生命的那一刻。

# –96–

## 十年的坚守：建筑工程师的生命延续之路

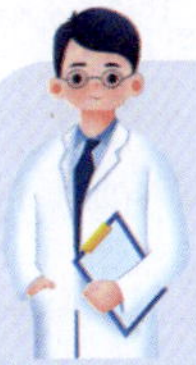

### 冷冻原因概述

精子冷冻保存的原因多种多样，其中癌症治疗、生育计划延迟等因素尤为常见。而在精子库所记录的众多案例中，存储 10 年的个案极为罕见。研究[4]显示，冷冻保存 15 年的精子并不会显著影响临床妊娠、流产或活产率。这体现了精子冷冻技术的成熟和稳定，也为患者提供了更长时间的生育保障。

2013 年，当时 30 岁的杨辉（化名）是一名建筑工程师，在一家建筑设计公司担任团队负责人。他常常加班加点推进项目，也喜欢在深夜里独自绘制蓝图，畅想未来。然而，就在他事业稳步上升、家庭生活趋于稳定的阶段，一纸“直肠癌”的病理诊断报告打破了他的一切规划。确诊那天，杨辉感到天旋地转，脑海里浮现的不是自己，而是年迈的父母和陪伴多年的伴侣。

医生告诉他，后续的放化疗可能会严重损害他的生育能力，这让他更加焦虑。曾经，他觉得生育是顺理成章的事，但在面对疾病时，他才意识到，这一切或许会成为奢望。他不甘心，也不愿彻底放弃未来，于是在家人的支持下，他决定先冷冻精子，为未来生育留下一丝希望。最终，他在精子库存下了 4 管精子。但心中仍然被重重不确定性所笼罩，他不确定自己能否战胜病魔，也不确定这些精子是否有机会被启用。

之后的几年，杨辉的生活经历了翻天覆地的变化。化疗导致他脱发、消瘦，原本喜欢的户外运动再也无力参与，甚至连工作也不得不暂时搁置。家人不离不弃地陪伴着他，但他心里始终有种难以言说的孤独和迷茫——未来，对于他而言，仿佛是一个模糊的概念。唯一让他稍感欣慰的是，那 4 管精子依然静静地存放在精子库，像是命运留给他的一线生机。

经过几年的顽强抗争，杨辉的身体状况逐渐好转，生活也重新步入正轨。2023 年，他与伴侣深思熟虑后，决定尝试辅助生殖技术。尽管他依旧觉得前路充满不确定性，但当他们成功迎来一个健康的宝宝时，他才真正相信，多年前那个在绝望中做出的决定竟为他的生命带来了新的可能。

时至今日，杨辉依然让精子库保存着那剩下的 3 管精子。而这 3 管精子已经存放十余年，成为此精子库中保存时间最长的样本。它们静静地躺在液氮罐中，见证着杨辉这段充满曲折、痛苦与坚守的岁月。从昔日那个焦虑的工程师，到历经癌症折磨的患者，再到孩子的父亲，杨辉经历了从绝望到重燃希望的转变。每一次回望这段历程，都是对生命顽强延续的最好诠释。

# -97-

## 14 岁男孩的生育力保存之路

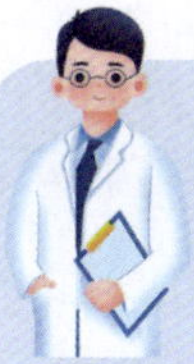

### 冷冻原因概述

我国每年约有 1.5 万例 15 岁以下的儿童新发白血病，其中急性淋巴细胞白血病（acute lymphocytic leukemia，ALL）是儿童新发白血病的主要类型。随着治疗手段的完善和发展，我国儿童 ALL 的完全缓解率已达 95%，5 年以上长期生存率高达 70% ～ 80%。但由于儿童处于生长发育的特殊阶段，放化疗等治疗手段可能对其生育力造成不良影响[5]。2021 年，由我国男科专家编写的《中国男性生育力保存专家共识》对青春期前男性肿瘤患者生育力保存的推荐等级为 B 级（有较好证据，能改善健康结局，利大于弊）[6]。因此，建议 ALL 患儿在放化疗前尝试生育力保存。

14 岁，是一个充满活力、好奇和变化的年纪。对于男孩而言，14 岁是他们从孩童向青少年过渡的关键时期，伴随着身体、心理和情感的巨大变化。14 岁的小明（化名）是一个活泼开朗的男孩，喜欢踢足球，梦想着将来成为一名运动员。然而，一次突如其来的发烧和乏力改变了他的生活。经过一系列检查，医生告诉小明父母：小明被确诊为 ALL。这个消息如同晴天霹雳，瞬间击溃了小明一家。

鉴于小明的年龄和病情，医生建议小明的父母带他去人类精子库进行生育力保存。听到这里，小明的父母愣住了——生育力保存？小明才14岁，这个话题似乎离他还很遥远。但医生强调，这的确是一个需要现在就开始考虑的问题。

在医生的建议下，父母带着小明前往了人类精子库。精子库的医生为小明及其父母详细介绍了男性生育力保存的概念，即通过冻存男性精子（包括精原干细胞）或睾丸组织来预防未来生育风险，并借助人类辅助生殖技术最终达到生育目的的技术和方法。生育力保存既适用于拟实施辅助助孕的不育症患者，也适用于有生育力保存需求的正常男性和有不育风险的男性人群。而像小明这种情况，虽然他年纪小，但是放化疗对生育力是有一定损害的。而且生育力保存的过程相对简单，既不会耽误治疗，也不会对他的身体造成太大负担。

随后，医生为小明开辟了绿色通道，在为小明讲解完取精的注意事项后，安排小明到一个私密房间中手淫取精。时间一分一秒过去了，由于紧张和缺乏经验，小明在房间内耗时较长，引起了父母的担忧。医生告诉他们："小明是我们目前接待的年龄最小的患者，他才14岁，对于手淫取精可能有些紧张，我们先稍微休息一下，喝喝水，等他休息好了我们再取。"在医生和父母的鼓励下，他顺利完成了精液采集。最终，小明在精子库冷冻保存了4支标本。医生告诉小明及其父母，这些冷冻的精子可以保存很多年，等到小明将来结婚并想生育时，可以启用这些精子标本进行辅助生殖。

完成生育力保存后，小明很快开始了放化疗，治疗的过程并不轻松，但他一直保持着乐观的心态。生育力保存不仅是一种医学技术，更是一种对生命的尊重。对于年仅14岁的小明来说，这不仅是一次医学选择，更是一次对未来的承诺。

# 98

# 防患于未然之甲醛的危害

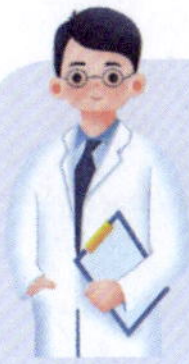

## 冷冻原因概述

甲醛，又称蚁醛，是一种在工业生产和生活中常见的化学制剂，室内装修的板材、油漆、壁纸等材料大多含有甲醛。长期接触高浓度甲醛可能会导致甲醛中毒，造成呼吸系统损伤、皮肤黏膜损伤、神经系统功能障碍、血液系统异常等[7]。此外，长期接触高浓度甲醛还可能破坏免疫系统，导致机体免疫力下降，可表现为频繁发热、头痛等症状，免疫功能严重受到抑制还可能引发肿瘤[8]。值得注意的是，甲醛对男性的生育能力也存在不良影响[7,9]。当男性长期暴露于甲醛环境中，甲醛易被其身体吸收，并作用于男性睾丸的生精小管，导致局部生成精子的功能异常，使精子数量减少。此外，甲醛还可能导致男性 DNA 发生基因突变，引起精子畸形，进而增加不育率，严重时甚至引起胎儿畸形。

2022 年的一天早上，我像往常一样来到科室，打开门，启动电脑，有条不紊地做着准备工作。这时，一位中等身材、身穿白色衬衣搭配黑色西裤、身形瘦削且略显焦虑的男士进入我的视线。

“您好，请问有什么可以帮您？”

“我想到你们这里冷冻精子。”

“好的，请问您贵姓？能否告知您是什么原因需要冷冻精子呢？”

“我姓何。因为我入职的公司最近要搬迁至新地点，但全部是新装修的办公室，我非常担心办公室残留的甲醛会对我的生育力造成损害。但我目前没有生育的打算，所以想提前冷冻精子，以备将来使用。”

了解了何先生冷冻精子的原因后，我对他的想法表示了肯定。甲醛的确对男性生育能力存在不利影响，可能增加精子畸形率和不育风险。因此，建议男性要尽量远离甲醛环境，若长期接触甲醛，应进行精液常规检查等孕前检查项目，确认精子无异常后再考虑备孕。若发现精子异常，应接受正规治疗以改善精子质量。

何先生接着问：“那我提前冷冻的精子，以后使用时，精子质量会不会下降呢？”

“冷冻后的精子质量确实会有所下降，但通常是可以用于辅助生殖的，我们也会为您提供一份冷冻报告。但您如果长期处于甲醛环境中，以后的精液质量可能不如现在。并且随着年龄增长，精液质量也会自然下降。”我耐心地解释着。

听了我的回答后，何先生的顾虑得到极大缓解，更加坚定了冷冻保存精子的决心。随后，我为何先生仔细讲解了冷冻流程，并带他前往医生那里进行了冷冻评估。何先生按照流程完成了冷冻前检查，等到所有报告出来后，他选择了一个休息日再次来到人类精子库，最终成功冷冻了 6 支精液标本。

从最初的焦虑、犹豫不决，到最终的坚定，何先生仿佛卸下了心中的负担一样，安安心心地继续他的工作和生活。

# — 99 —

## 他不在了，让我们留个念想吧

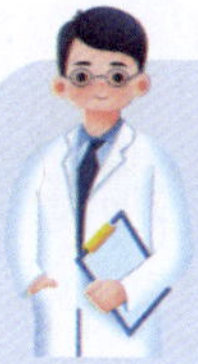

### 冷冻原因概述

骨肉瘤是发生于骨组织的最常见的有肿瘤性成骨的恶性肿瘤，好发于青少年，大约75%的患者发病年龄为15～25岁[10]。随着治疗手段的进步，肿瘤患者生存率已经提高至60%左右[11]，青少年肿瘤患者可能获得长期生存。然而，肿瘤治疗影响生育能力成为很多患者的心结。因此，在骨肉瘤治疗前充分评估患者预后及生育需求尤为重要。我们建议有生育需求的男性骨肉瘤患者在开始治疗前进行生育力保存。

看到推开诊室门的这对中年夫妇，我的思绪不禁飘回3年前第一次见到他们的时候，那时，他们痛苦地讲述着自己的故事……

学校老师打电话通知李勇（化名），他的孩子已经发烧两天，今天在宿舍休息没有上课。他连忙放下手中的事情，赶往学校接孩子。耳边还回响着妻子的埋怨："让你们周末别去游泳，偏不听，这下好了，孩子又感冒了。"然而，李勇心里还有另外一层担心——周末带孩子游泳时，孩子说自己的左边小腿经常觉得痛，当时孩子表示并不严重，他也就没有太过在意，打算等暑假再带孩子去医院检查。

思绪间，他已来到校门口，孩子已在那里等候。看着孩子高挑的身材、圆润的脸庞、良好的精神状态，李勇心中的愁云消散了大半。孩子说自己只是有点低烧，并没有其他不适，这让李勇心里稍感快慰，心想这或许只是普通的感冒。

回到家，妻子已经准备好晚餐，一家人围坐在一起，吃着家常饭菜，闲聊着琐事。李勇夫妇叮嘱孩子晚上吃了感冒药后好好休息。然而，凌晨1点，李勇从梦中惊醒，推开孩子的房门，一摸孩子的额头，发现孩子高烧，身体却不停地打冷战，李勇心头一紧，马上叫醒妻子，驱车带着孩子去了医院。

终于，孩子的各项检查结果出来了，报告上写着：怀疑恶性肿瘤，建议转诊上级医院。望着窗外被黑雾笼罩的街道，李勇感觉自己的心像一块吸满水的海绵……当李勇夫妇带着孩子来到上级医院就诊后，再一次听到了坏消息，孩子被诊断为骨肉瘤。医生建议在肿瘤治疗开始前先进行生育力保存，于是，他们来到了我们精子库，这也是3年前我们的第一次见面。

我至今还记得那位17岁的少年，他干净清爽，看上去状态不错，对生育力保存也非常配合，当天就顺利完成了冷冻手续。然而，一年后，当因为冷冻的标本到期我们再次联系他们续订时，却得知孩子因病情恶化已经去世……

按照精子标本使用规定，其只能用于生存期间的合法配偶。这也就意味着，随着孩子的去世，这份标本就丧失了使用条件，失去了继续冷冻的意义。我在电话中如实告知李勇夫妇这一消息，电话那边传来他们悲伤的声音：“医生，我们能继续冷冻吗？孩子不在了，就让我们留个念想吧！”我深感同情，立即向医院相关部门反馈了这一情况。得到相关部门回复后，我请他们再次来到医院。与初次见面时相比，他们头上已增添了许多白发。

李勇问我：“医生，我们能继续保存这份标本吗？”我点点头，告诉他们：“医院经过多部门伦理讨论，出于人道主义关怀，允许你们继续保存标本……”我话还没说完，就看到这对夫妇的眼里已经蓄满泪水。我强忍情绪继续说道：“但是，即使继续冷冻，标本不会被销毁，但仍然不能取走使用，因为不符合使用规定。”

面前的夫妇点点头，表示认同。电影《寻梦环游记》里有一句台词——The real death is that no one in the world remembers you（真正的死亡是世界上再没有一个人记得你）。也许他们只是想为孩子再多做点什么，再多留一点念想。

## 100

## 一次捐赠，爱的传递与自我守护

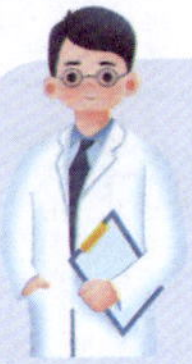

### 冷冻原因概述

人类精子库肩负着筛选合格捐精志愿者，为国内经卫生行政部门批准开展人类辅助生殖技术的医疗机构提供健康冷冻精液的重任。捐精志愿者在进行正式捐精前，需经过严格的筛查程序及健康检查以保证精子质量。自身精子冷冻保存则是利用超低温技术，为保存者未来生育需求提供保障。对于顺利完成捐献者，精子库会为其免费冷冻保存一份精子，期限多为 30 年（不同精子库期限有差异），在奉献爱心的同时，也为志愿者的生育“保驾护航”。

张阳（化名）和妻子新婚一年，感情甜蜜，一直期待着能拥有爱情的结晶，积极备孕成了他们生活的重要部分。然而，一场突如其来的车祸打破了他们原本幸福的生活。张阳在上班路上被一辆飞驰而过的小车撞倒，虽然经过抢救保住了生命，但丧失了生育能力。这个消息如晴天霹雳，让这个原本充满希望的新家庭瞬间陷入绝望。一家人从此笼罩在阴霾之中，张阳的母亲整日以泪洗面，妻子也变得沉默寡言。

日子一天天过去，就在一家人一筹莫展之际，张阳突然想起8年前，也就是大学期间，他曾作为捐精志愿者到精子库捐精，当时志愿者有一项福利就是免费生育力保存，期限是30年。张阳像是抓住了“救命稻草”，赶紧开始翻找所有大学时期的文件。终于，在角落里，他找到了一份《××医院委托自体精子冷冻保存协议书》。张阳激动得双手颤抖，拿着协议书跑到妻子面前，大声说：“老婆，我们有希望了！我上大学时捐过精，精子库给我进行了生育力保存！”张阳的妻子一开始没反应过来，愣了一下，随后接过协议书，仔细地看了一遍，眼中渐渐燃起了希望的光芒，她紧紧地抱住张阳，说：“太好了，太好了，我们有希望了！”

欣喜若狂的夫妻二人，当即赶到精子库。到了精子库，张阳有些紧张，他深吸一口气，对医务人员说：“您好，我8年前在这里捐过精，进行过生育力保存，可以帮我查一查吗？我现在想使用冷冻精液。”

医务人员查到了张阳的捐精记录，确认有一份为他免费保存的精液标本。随后，医务人员耐心地给张阳讲解精液标本提取的要求和流程：标本使用条件是夫妻在合法生殖中心接受治疗，待生殖中心的医生通知女方确定的取卵日期后，由男方本人在取卵日期前2～3天携带生殖中心的医生开具的精子标本使用申请单、结婚证复印件、夫妻双方身份证原件到精子库签署标本的移交手续。

张阳夫妻二人得知这些后激动不已，重新燃起对生活的热情，话语中显露出对新生命的满心期待。

另外，张阳妻子对捐精充满好奇，向医务人员询问相关事宜。医务人员也耐心地为她进行科普。

捐精是志愿者通过合法渠道，将自己的精子捐给精子库，用于不孕不育夫妇人工辅助生育，此过程不发生性关系，是一种人道主义行为。捐精要求志愿者首先通过微信公众号进行捐精自测，自测内容包括年龄、学历、视力、身高、体质量指数（BMI），以及有无色盲、色弱、吸毒、嗜酒、长期接受放射性或有毒有害物质、传染病等。自测合格后，工作日可以自行前往人类精子库。到现场后，工作人员会为志愿者讲解捐精流程，并对志愿者的基本信息初步筛查。初步筛查条件严格，包括捐精者需为中国公民，年龄为 20 ～ 40 周岁，身体健康，无特定遗传、传染疾病；捐精必须完全出于自愿，不能有任何形式的强迫或诱导，且要充分了解捐精的意义、过程和可能的风险，并签署知情同意书；捐精过程必须遵守相关的法律法规和伦理规范，并且和供精夫妇保持互盲原则；捐精者的精子质量需要高于正常男性的精液质量等。在筛查阶段，志愿者会进行 1 ～ 2 次精液筛查，如果精液不合格，则会退出志愿者捐精流程；如果合格，则进入心理测评、医生体检、抽血、查重阶段。上述检查结果合格后，进入采集阶段。在采集阶段，志愿者需在 2 个月内完成 6 次采集，第六次采集时，会为志愿者办理免费保存 30 年的手续。半年后，精子库会通知志愿者完成最后一步检疫，检疫合格后，表示整个捐精流程正式结束。

张阳的这次捐精经历不仅帮助了他人，也在关键时刻为自己和家庭带来了新的希望，让这份爱心在不经意间完成了传递与守护的完美闭环。

## 参考文献：

［1］罗蓝，曾巧，何中臣，等．重庆市失独家庭父母养老意愿及影响因素［J］．中国老年学杂志，2021，41（20）：4550-4553.

［2］邹丽君，张娟，高艳芳，等．低剂量苯45d染毒致小鼠的生殖毒性［J］．实用预防医学，2013，20（8）：918-920.

［3］张金凤，李慧娟，刘希斌．液态甲醛对雄性小鼠生殖系统的毒性作用研究［J］．现代农业科技，2011（22）：314-315.

［4］HUANG C，LEI L，WU H L，et al. Long-term cryostorage of semen in a human sperm bank does not affect clinical outcomes［J］. Fertil Steril，2019，112（4）：663-669.e1.

［5］陈福宜，吴婕翎，马廉．儿童急性淋巴细胞白血病长期生存的康复管理［J］．肿瘤防治研究，2022，49（9）：893-898.

［6］中国男性生育力保存专家共识编写组．中国男性生育力保存专家共识［J］．中华生殖与避孕杂志，2021，41（3）：191-198.

［7］施俊，李玲，金波．长期接触装修污染物对男性精液质量的影响［J］．海南医学，2015，25（9）：1318-1320.

［8］朱博，满枋霖，刘鹏，等．室内装修挥发性污染物对雄性小鼠生殖功能和精子凋亡的影响［J］．吉林大学学报医学版，2018，44（2）：281-285.

［9］刘晓明．甲醛毒性作用机制的研究现状［J］．中国城乡企业卫生，2017，9（191）：41-43.

［10］WILLIAMS L A，RICHARDSON M，MARCOTTE E L，et al. Sex ratio among childhood cancers by single year of age［J］.

Pediatr Blood Cancer, 2019, 66(6): e27620.

[11] PAPAKONSTANTINOU E, ATHANASIADOU KI, MARKOZANNES G, et al. Prognostic factors in high-grade pediatric osteosarcoma among children and young adults: Greek Nationwide Registry for Childhood Hematological Malignancies and Solid Tumors (NARECHEM-ST) data along with a systematic review and meta-analysis [J]. Cancer Epidemiol, 2024, 90: 102551.